实用偏瘫康复训练技术图解

（第3版）

主　编　纪树荣

副主编　桑德春　金　萍

编　者　(以姓氏笔画为序)

丁田机	万举成	王亚明	王桂锁	王雅飞
丛　芳	邢惠芳	朱　远	刘冬梅	刘建军
刘建宇	安　强	纪树荣	杜新敏	李　晶
李义召	吴雪梅	宋雪梅	张　伟	张　森
张　缨	陈　巍	武丽娟	范晓华	罗　辛
金　萍	庞　红	赵　鹏	胡春英	哈晓峰
姜孝春	桑德春	曹　蕾	常　华	程　悦
霍　速				

科学出版社

北　京

内 容 简 介

　　脑卒中引发的偏瘫通过康复训练能够恢复生活自理,提高生活质量。本书共 5章,以图解形式介绍了康复训练技术、社区训练治疗效果简易评定、偏瘫患者常见并发障碍、常用康复评定方法及康复训练器材。本书在第2版基础上对内容进行部分修订,使其更形象易懂、实用性强。本书附有13个视频文件制作成二维码,介绍康复师指导偏瘫病人康复训练(观看视频扫描二维码)。适于社区康复医疗人员及患者家庭康复训练阅读参考。

图书在版编目(CIP)数据

实用偏瘫康复训练技术图解/纪树荣主编.－3版.－北京:科学出版社,2017.8

ISBN 978-7-03-053723-2

Ⅰ.①实… Ⅱ.①纪… Ⅲ.①偏瘫－康复训练－图解 Ⅳ.①R742.309-64

中国版本图书馆CIP数据核字(2017)第138715号

责任编辑:郭　颖　马　莉 / 责任校对:张小霞
责任印制:赵　博 / 封面设计:龙　岩

科 学 出 版 社 出版

北京东黄城根北街 16 号
邮政编码:100717
http://www.sciencep.com

保定市中画美凯印刷有限公司印刷
科学出版社发行　各地新华书店经销

*

2017年 8 月第 三 版　开本:720×1000　1/16
2025年 2 月第十次印刷　印张:13
字数:166 000
定价:49.00元
(如有印装质量问题,我社负责调换)

再版前言

由脑卒中引发的偏瘫，可严重致残，是危害我国人民健康最主要疾患之一，已列入国家重点科研项目。有大部分偏瘫患者，因各种原因就诊于社区医院，由基层康复医疗卫生机构来进行治疗。社区医疗卫生服务工作是我国卫生工作的重点，为广大人民健康提供了经济、实用、及时、有效的服务。我国社区医疗卫生服务及社区康复医疗服务工作正处于发展阶段，经验不足，资源缺乏，尤其缺乏对偏瘫肢体功能障碍进行康复训练的技术人员及相关技术。因此，社区康复医疗工作迫切需要提供一本切实有效、实用的专业技术教材，以培训基层卫生工作人员，并作为康复工作人员的手头读本。

有鉴于此，由中国康复研究中心组织编写了《实用偏瘫康复训练技术图解》一书。

本书依据专业人员的康复技术，结合社区实际情况，整理了一套易于操作的、不需要复杂设备的、便于掌握的、切实有效的偏瘫康复训练方法。编写的指导思想为易学、好记、实用，要求理论与实践相结合，强调动手操作能力。为此，本书以图解为主，读者通过看书能模仿操作；同时又介绍了在康复工作中常常遇到的问题及常用肢体功能障碍的评定方法，以便于实际工作查阅使用。

本书第2版出版后受到读者厚爱，购书者、来信索书者踊跃。根据读者反馈意见及宝贵建议，我们对第2版部分内容做了相应改进，使其更易理解、运用，使康复技术操作更形象生动，更易于学习理解及应用，但愿能够给予从事康复医疗工作者以帮助，也希望偏瘫病人能通过家庭康复训练达到生活自理的目的。

科学技术发展是无止境的。在此，我们也期盼着广大同仁在临床实践运用中不断探索创新，丰富提高，并敬请读者赐教。

编　者

目 录

第 1 章

偏瘫康复训练图解

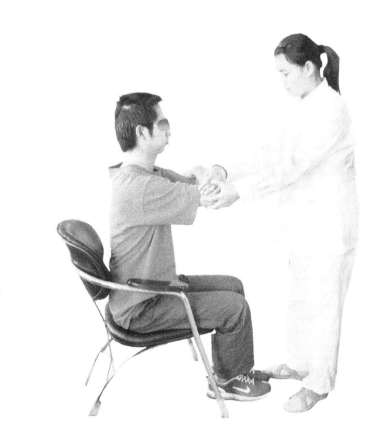

一、肢体良好姿势摆放

此训练的目的是防止患者因身体局部长时间受压而导致皮肤压疮及其他并发症。以及保持肢体良好姿位，防止畸形，为以后肢体恢复活动打下基础

1. **健侧卧位**　患侧在上，身前用枕头支撑，背后也用枕头依靠，患侧上肢自然伸展，患侧下肢屈曲(图1-1)。

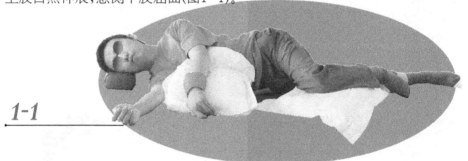

1-1

图1-1　患者健侧卧位

2. **患侧卧位**　患侧在下，患者背后用枕头支撑，患侧上肢伸展，下肢微屈，健侧上肢自然位，下肢呈迈步状(图1-2)。

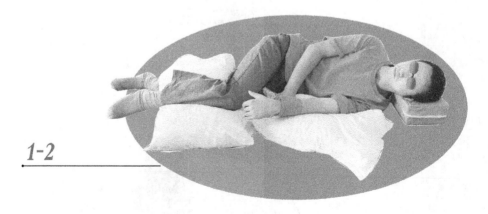

1-2

图1-2　患者患侧卧位

注：本书图中患者的左侧肢体为患侧，并在其患侧上肢腕部有束带标志。

3.仰卧位　　患侧臀部和肩胛部用枕头支撑,患侧上肢伸展,下肢屈膝,头稍转向患侧(图1-3)。

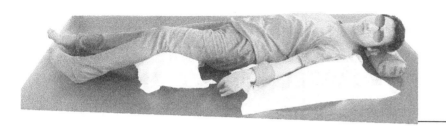

图1-3　患者仰卧位

4.半卧位　　患者患侧后背、肩部、手臂、下肢用枕头支撑,患侧上肢伸展、下肢微屈(图1-4)。

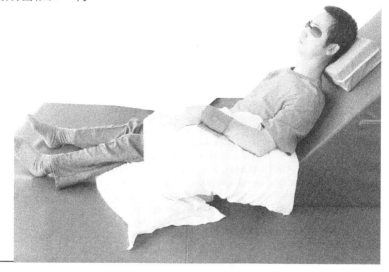

图1-4　患者半卧位

5.卧位时可对患者进行被动关节活动训练,以保持瘫痪肢体的关节活动功能,防止关节僵硬和畸形　　训练可由他人帮助进行,具体训练内容有:手指各关节,上肢肩、肘关节,以及下肢髋、膝、踝关节的屈、伸、收、展等各方向的活动。

二、翻身训练

1.向患侧翻身训练

(1)患者仰卧,双手交叉,患手拇指在健侧拇指前方。

(2)双上肢伸展并向头的上方上举,下肢屈膝。

(3)双上肢伸展,在头上方摆动。利用健侧上肢带动患侧上肢借助摆动的惯性,带动身体翻向患侧(图1-5)。

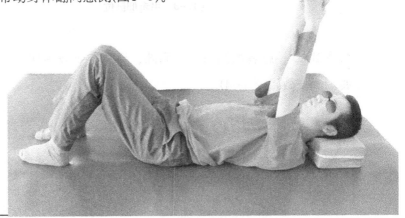

1-5A

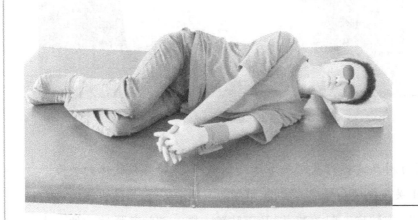

1-5B

图1-5　向患侧翻身训练

2.向健侧翻身训练（图1-6A、B）

(1)患者仰卧,双上肢屈曲抱胸。或健侧上肢握住患侧上肢,双手如图1-5A握手伸臂。

(2)健腿屈曲,健侧脚插入患侧腿的下方钩住患腿(图1-6A)。

(3)在身体旋转同时,利用健侧伸腿的力量带动患侧身体翻向健侧(图1-6B)。

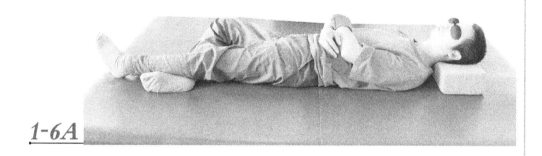

1-6A

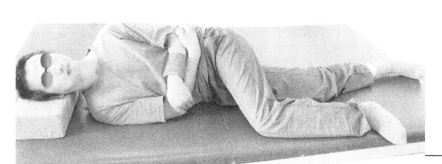

1-6B

图1-6 患者向健侧翻身训练

三、爬位及爬行训练

髋、膝动作在步行中十分重要,初练时用单髋、单膝支撑身体尚不够稳定,可采用双手双膝着地的四点跪立姿势(手膝位)(图1-7)。用这种安全的姿势先练习用膝走路的动作,如成功,将来站起来走路就会容易得多。小儿的运动发育是按翻身→爬→跪→站的次序发展的,所以"爬"也是脑卒中患者康复训练过程中,学会站立走路的经常步骤。爬行训练时可向前进也可向后退;身躯可以向左或向右摆(图1-7A)或向前和后摆(图1-7B)。

患者双上肢保持伸展位负重,如果患者伸肘有困难,难以支撑前身,应予以帮助(图1-7C)。

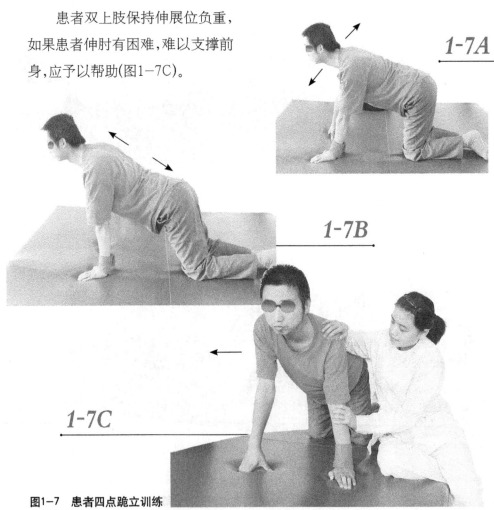

图1-7 患者四点跪立训练

当四点跪立稳定后,可以进行以下练习。举起患手成三点跪立(图1-8A);举起健手成三点跪立(图1-8B);如果患手支不住身体,应予帮助(图1-8C);举起健手和患腿成二点跪立(图1-8D);举起患手和健腿成二点跪立(图1-8E)。

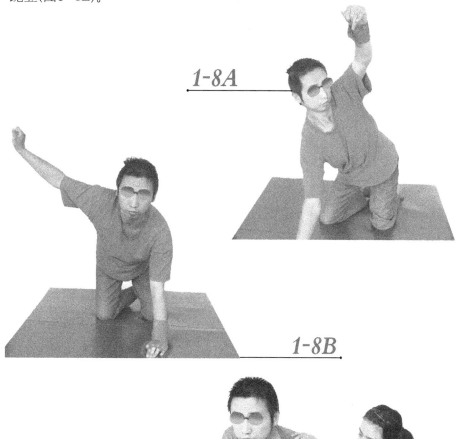

1-8A

1-8B

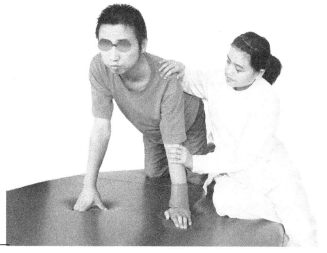

1-8C

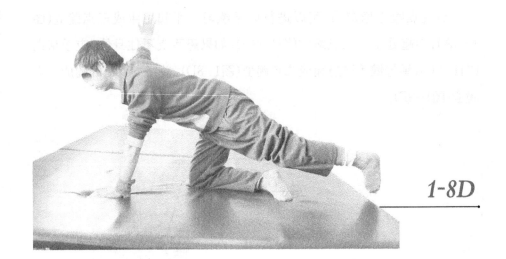

1-8D

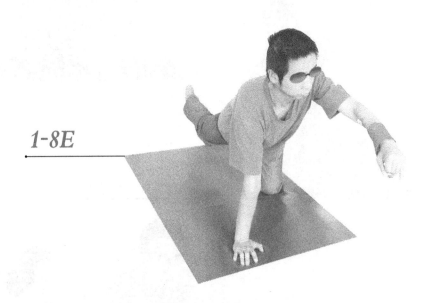

1-8E

图1-8 三点或二点跪立训练

注意:上述活动对身体负荷较大,有关节炎或关节骨质增生的患者可能有困难,不宜勉强,如不能进行,应该放弃。

当患者能保持身体的稳定后,可让患者向前移动健手、患腿或患手、健腿,同时带动身体重心前移而实现爬行。

四、跪位及跪行训练

单膝跪、双膝跪和双膝行走,是训练从爬到走的重要步骤,练习要领见图1-9。

1.先由他人帮助或自己单膝跪(图1-9A、图1-9B)。

2.再练习双膝跪,帮助患者做左右前后的平衡训练,直至能自行跪稳为止(图1-9C)。

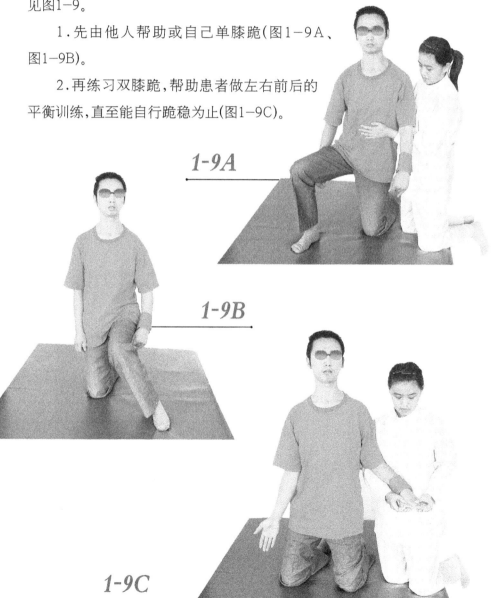

1-9A

1-9B

1-9C

3.双膝跪立平衡训练成功后,由患者试着双膝走路(图1-9D)。可以由慢到快,由直线到曲线或横向行进。

4.训练中不能强拉患者的患手,避免发生患肩关节脱位。

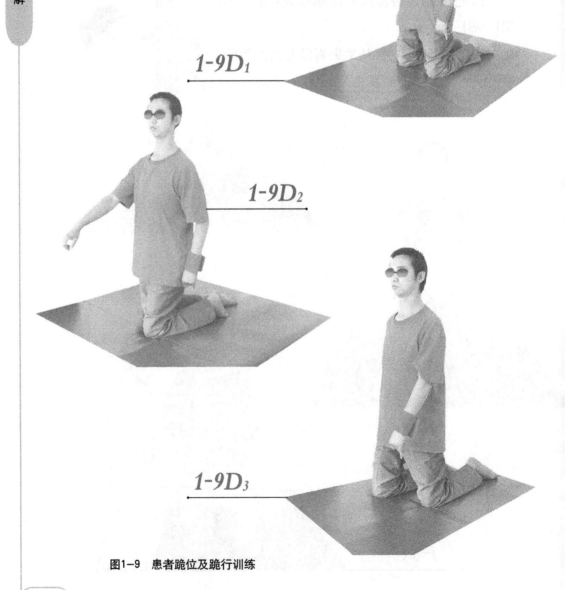

$1-9D_1$

$1-9D_2$

$1-9D_3$

图1-9 患者跪位及跪行训练

五、坐位训练

(一)辅助下坐起

辅助下坐起训练见图1-10。

1.患者移动身体,健侧靠近床边,健侧脚叉到患侧腿下,将患侧手放到辅助者肩上,辅助者扶住患者双肩(图1-10A)。

2.辅助者扶起患侧肩,同时患者用健侧肘撑起上身(图1-10B)。

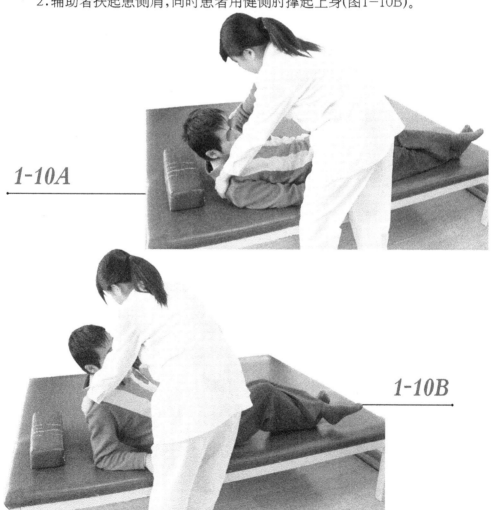

1-10A

1-10B

3.患者将双下肢放到床下,伸展肘关节(图1-10C)。

4.患者坐起,并保持坐位(图1-10D)。

1-10C

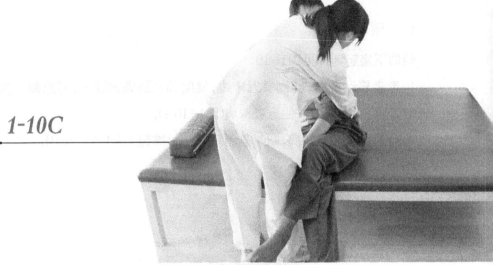

1-10D

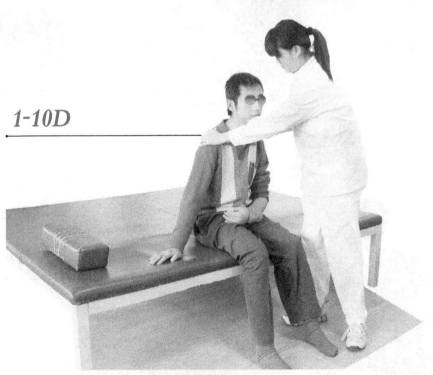

图1-10　辅助下患者坐起

(二)独立坐起

独立坐起训练见图1-11。

1.患者仰卧位,移动身体,健侧靠近床边,用健侧脚钩住患侧腿的下方;用健侧下肢将患侧下肢抬起并移动到床边放下(图1-11A)。

2.头、颈和躯干向上方侧屈,用健侧上肢支撑身体,将肘伸直与健侧腿一起带动身体坐起(图1-11B)。

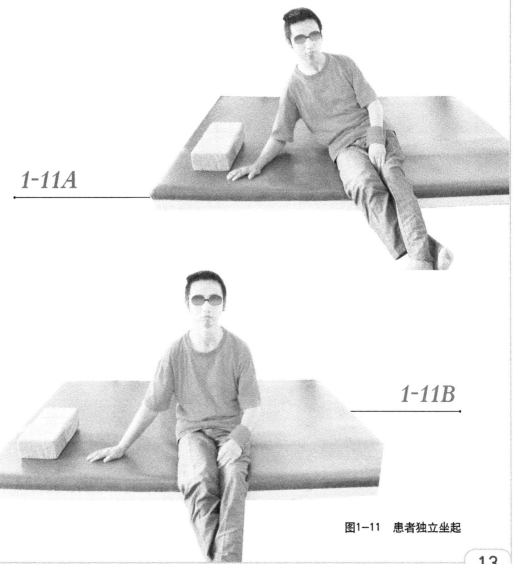

1-11A

1-11B

图1-11 患者独立坐起

（三）床上坐位

偏瘫患者在床上端坐的正确姿势见图1-12。

1.偏瘫患者端坐时后背应加垫棉被、枕头等物品，使上身维持舒适位置，并有稳定的依靠。

2.下肢自然伸直，患腿膝关节微屈。

3.上肢两手相握，十指交叉，健指在病指下方，自然伸肘将前臂和手放在胸前床桌上。

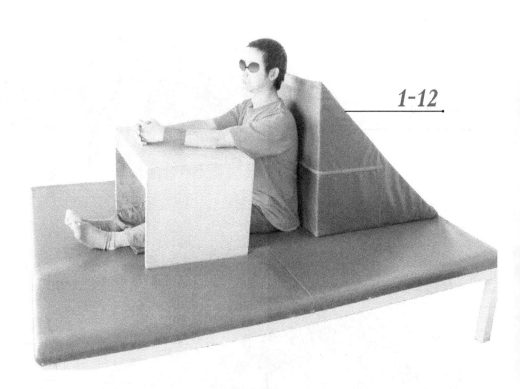

1-12

图1-12　患者床上坐位

（四）椅坐位

偏瘫患者在椅子上坐的正确姿势参考图1—13。

1.安静时患者端坐扶手椅内,健肘搁在扶手上,患肘伸手抱软垫,双足平放着地(图1—13A)。

2.若进行活动时可坐一般椅子,双手相握、十指交叉,健指在患指下,伸肘,躯干前倾(图1—13B)。疲劳后可坐直、屈肘。

3.两种姿势交换进行。

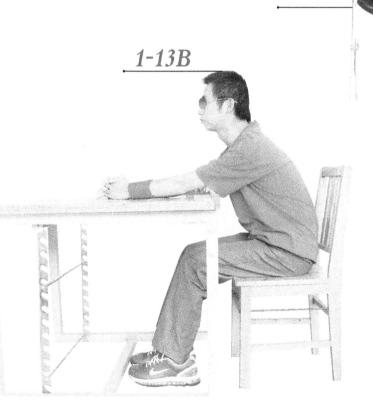

1-13A

1-13B

图1—13　患者椅坐位训练

(五)坐位平衡

1.辅助坐位平衡训练(图1-14)

(1)训练人员坐在患者患侧,一手放在患侧腋下,另一只手放在健侧腰部,使患者保持平衡;患者患手伸直支撑在床面上,使身体重心偏向患侧(图1-14A)。

(2)训练人员用手扶住患者患侧肩部,协助其保持平衡(图1-14B);再让患者身体重心偏向健侧,保持片刻,反复做上述动作练习。

(3)不论怎样做也难保持身体平衡时,在臀部垫上小枕头则比较容易保持平衡(图1-14C)。

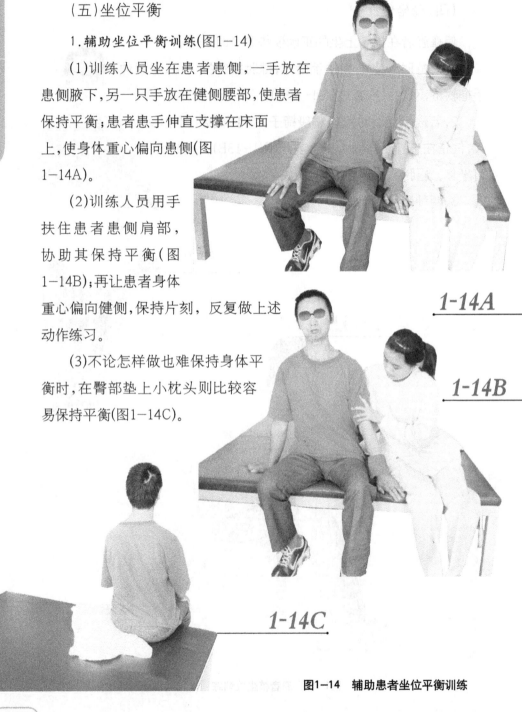

1-14A

1-14B

1-14C

图1-14　辅助患者坐位平衡训练

2.端坐位平衡训练(图1-15)

(1)患者健手握住床栏杆,治疗者用手扶住其肩部,不时把手放开,患者若要倒时,再将其扶住(图1-15A)。

(2)患者抓住床栏杆自己保持平衡(图1-15B)。

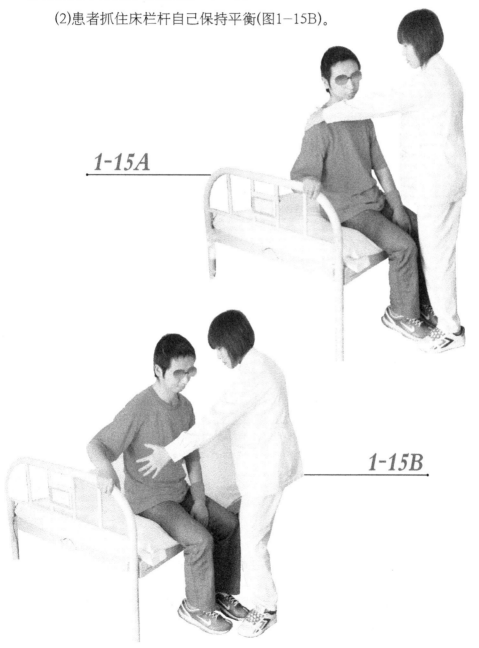

1-15A

1-15B

(3)患者健手支撑在床上保持平衡(图1-15C)。

(4)患者将手放在大腿上保持平衡,不时将手松开,若要倒时,再抓住大腿保持平衡(图1-15D)。

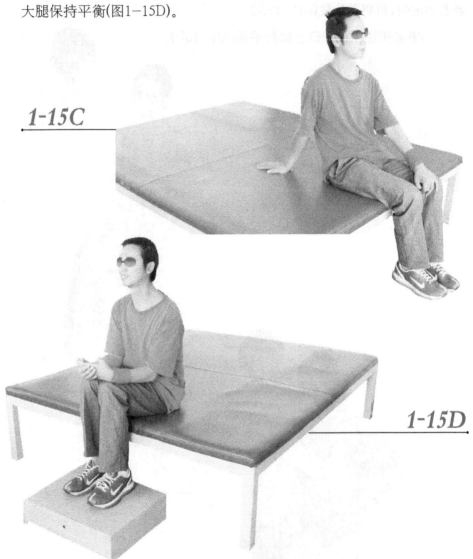

1-15C

1-15D

图1-15 患者端坐位平衡训练

若床太高,可让患者双脚踩在台子上,保持髋、膝、踝屈曲90°的体位,此时有利于患者保持平衡。

3.坐位前后平衡训练　患者想要坐稳不倒,首先应做坐位时的前后平衡训练(图1-16)。

(1)扶患者坐在靠背椅上,患者双前臂互抱于胸前(图1-16A)。

(2)让患者慢慢前倾,或由他人拉住其双肘引导前倾,直到将倒而未倒为止,将患者慢慢恢复到正常坐位,反复训练,直到将患者推前推后都不会倾倒为止(图1-16B)。

(3)做此训练一定要注意保护患者安全。

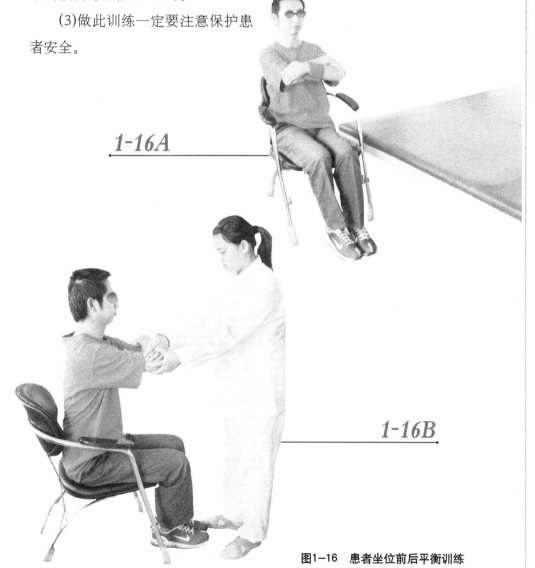

1-16A

1-16B

图1-16　患者坐位前后平衡训练

4.坐位左右平衡训练　坐位时的左右平衡训练是患者为坐稳所必须进行的训练内容(图1-17)。其要领是:

(1)患者端坐靠背椅上,双前臂互抱于胸前,健手托在患手下面(图1-17A)。

(2)在他人监护下,患者将上身倾向一侧,重心也逐渐移至该侧下肢,直到将倒而未倒为止,然后再练习转向另一侧(图1-17B、C)。

本法必须有他人在场保护,以免倾倒摔伤。

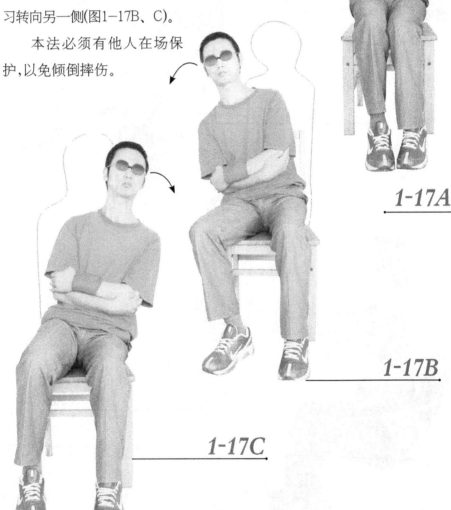

1-17A

1-17B

1-17C

图1-17　患者坐位左右平衡训练

5.坐位动态平衡训练(图1-18)

(1)躯干左右侧屈运动(图1-18A)。

(2)躯干左右旋转运动(图1-18B)。

(3)躯干前屈两手抵大腿之间(图1-18C)。

(4)躯干斜向深度前屈，反复交替运动(图1-18D)。

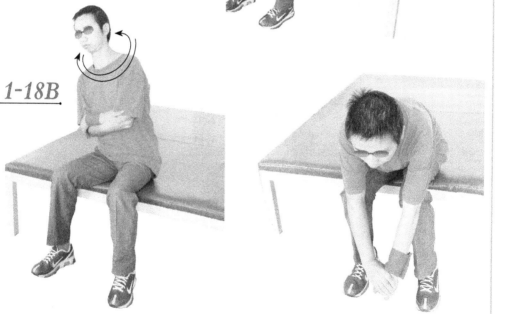

图1-18　患者坐位动态平衡训练

六、站起及站立训练

(一)站起

1.**辅助站起**　患者双足平放于地面上,患足在前。辅助者用膝顶住患者膝部,双手抓住患者腰部。患者躯干前倾、重心前移,在治疗者的帮助下伸髋、伸膝慢慢站起(图1-19)。随着患者站立能力的提高,患足可逐渐后移,以逐步增强患侧下肢的负重能力。

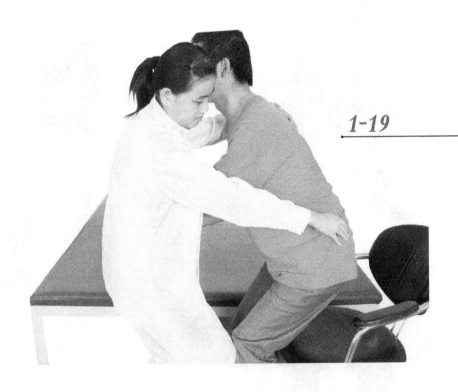

1-19

图1-19　辅助偏瘫患者站起

2.独立站起训练(图1-20)

(1)双足着地,两手交叉,双上肢向前充分伸展,身体前倾(图1-20A)。

(2)当双肩向前超过双膝位置时,立即抬臀,伸展膝关节站起。训练人员应在患侧保护监视,以防跌倒(图1-20B)。

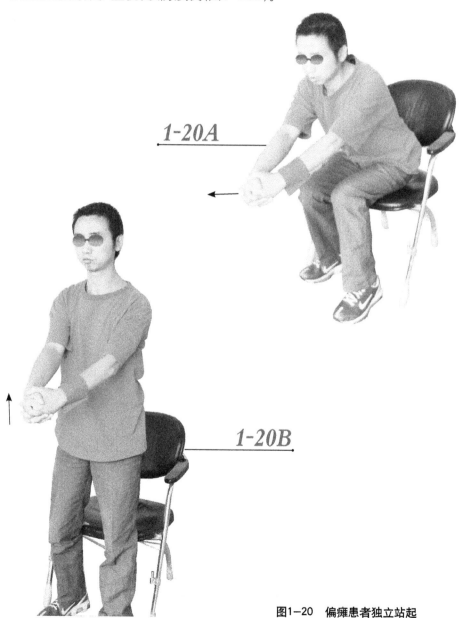

1-20A

1-20B

图1-20 偏瘫患者独立站起

(二)健侧下肢负重站立

健侧下肢负重站立训练见图1-21。

1.患者用健腿站立,屈曲患侧髋、膝、踝关节。

2.训练人员一手扶住患者健侧髋部,另一手扶住患侧腿,帮助患者保持健侧单足站立平衡。

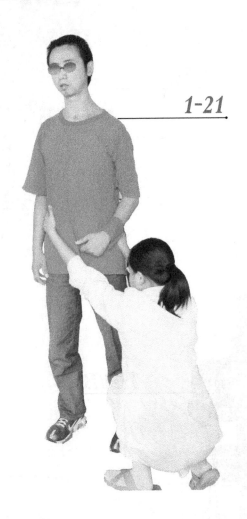

1-21

图1-21　患者健侧下肢负重站立训练

（三）患侧下肢负重站立（图1-22）

1.训练人员双手扶住患者的髋部，帮助伸髋，令患者用患足支撑身体。患者用健腿画∞字，向前、后迈步，训练患侧下肢的肌力和站立平衡能力（图1-22A、B）。

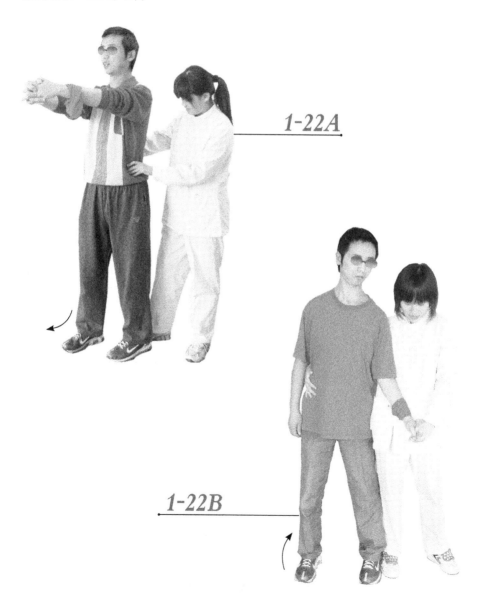

1-22A

1-22B

2.患侧下肢负重站立,将健足放在前面或侧面的台阶上,训练患侧下肢的肌力和站立平衡能力(图1-22C、D)。

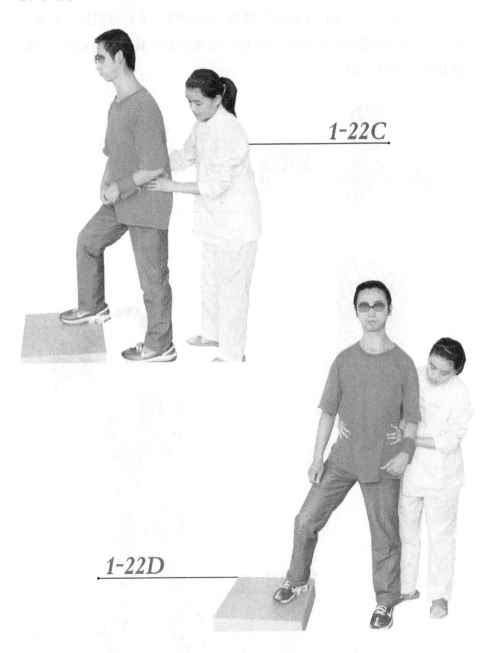

1-22C

1-22D

图1-22 患者患侧下肢负重站立训练

（四）站立平衡（图1-23）

由他人一手扶住患者的腋部，另一手托住患手（图1-23A）。先向一个方向推拉，使患者侧倾至将倒而没倒为止，再向相反的方向进行推拉，以训练患者的立位平衡。切记不能强力拉扯患手。患者也可自己借助椅子（图1-23B）或独自进行身体左右倾倒训练（图1-23C）。

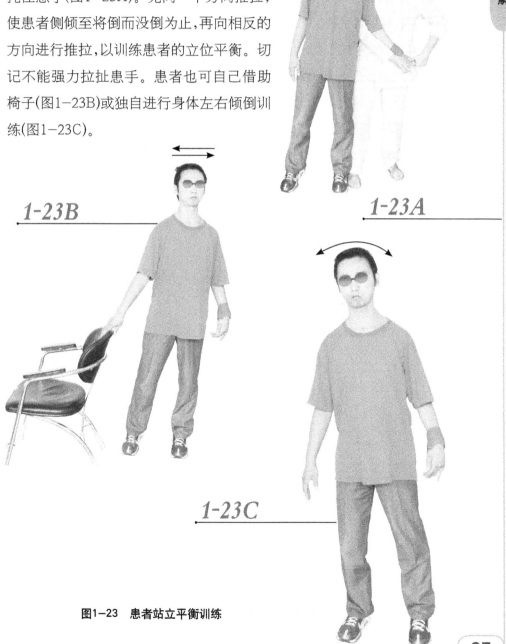

1-23A

1-23B

1-23C

图1-23　患者站立平衡训练

（五）利用手杖的站立平衡（图1-24）

1.指示患者双脚分开站立,双足同时负重,健手扶手杖。站立时双足距离与肩同宽,手杖支点在足外前方10cm处,手杖扶手与髋关节同高;指示患者左右移动重心(图1-24A)。

2.使用手杖保持平衡,同时使躯干前屈;将手杖向前上方举起,维持片刻,保持平衡再逐渐延长时间(图1-24B)。

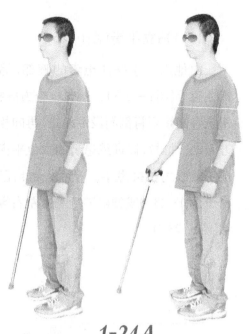

1-24A

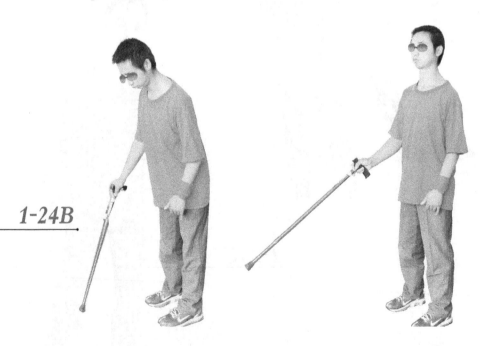

1-24B

图1-24 患者利用手杖的站立平衡训练

七、身体转移训练

通过此训练可使患者实现床、轮椅、椅子、坐便器之间的身体转移，以扩大活动范围，提高生活自理能力。

（一）床−椅子间的转移

1.辅助患者从床上坐到椅子上(图1−25)

(1)椅子侧放在偏瘫患者健侧,治疗者面对患者,双足站稳抵住患侧的足,用膝顶住患侧的膝,以免滑脱或因膝无力而跪倒(图1−25A)。

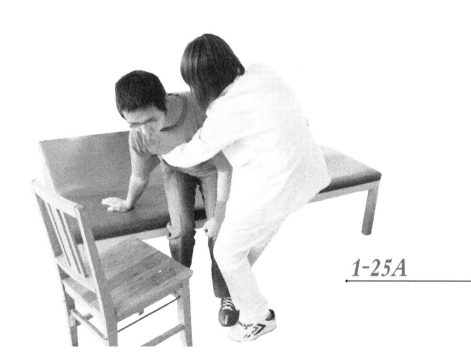

1-25A

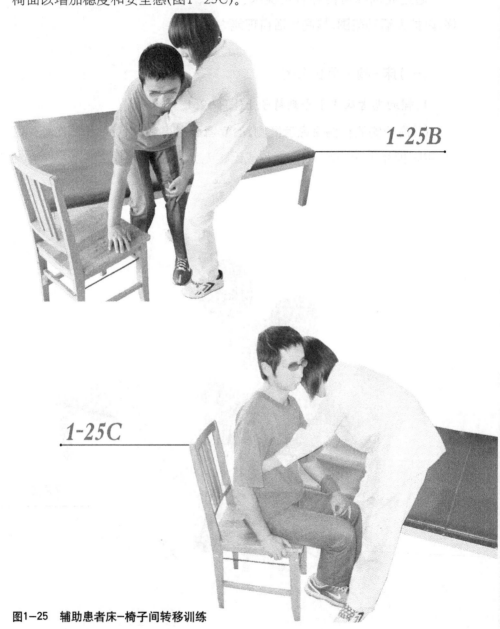

(2)双手搂住患者腰部,帮助他站起,并向健侧移动,使其重心移在健腿上,并以此为轴转向健侧,使臀部对准椅面(图1-25B)。

(3)帮助患者慢慢坐到椅子上,如果患者健手可以活动,可让其扶住椅面以增加稳度和安全感(图1-25C)。

1-25B

1-25C

图1-25 辅助患者床-椅子间转移训练

2.患者独立从床上坐到椅子上（图1-26）

(1)患者坐在床边,双脚着地,将椅子放在健侧，用健手扶住椅子扶手,身体略向前倾(图1-26A)。

(2)用健侧上肢支撑身体站起,重心落在健足上，以健腿为轴,向健侧转动身体,将臀部对准椅面,缓慢坐下(图1-26B)。

(3)如非扶手椅,健手可支托在椅子的一角上做上述动作(图1-26C)。

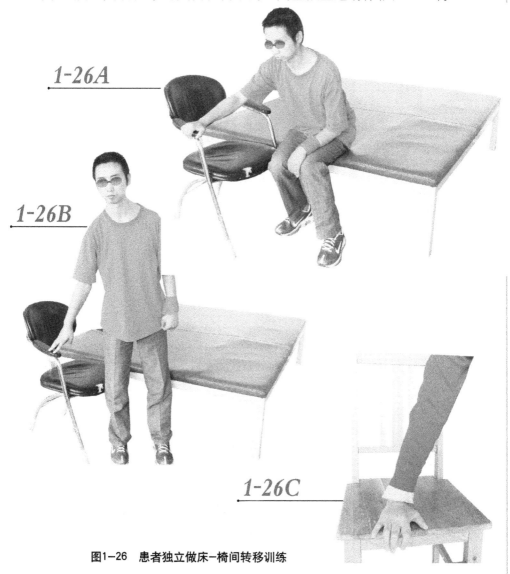

1-26A

1-26B

1-26C

图1-26　患者独立做床-椅间转移训练

（二）从床上移动到轮椅上（图1-27）

将轮椅放在患者健侧斜前方,刹闸,脚踏板竖起,患者从床上起立后,用健手扶远端轮椅扶手,以健侧下肢为轴,身体旋转,坐到轮椅上(图1-27A～D)。

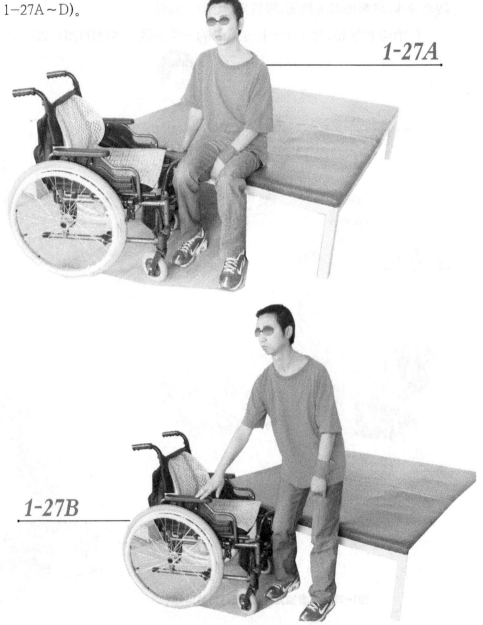

1-27A

1-27B

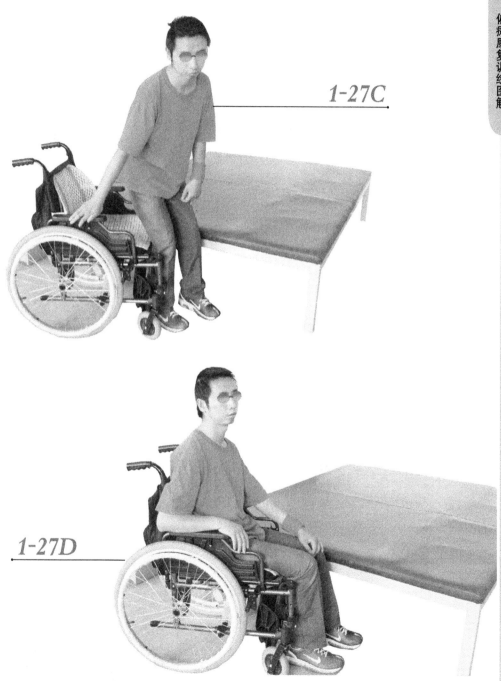

1-27C

1-27D

图1-27　患者从床移到轮椅上

（三）从轮椅移动到床上（图1-28）

　　将轮椅中患者健侧靠近床边，在约与床边成30°～45°角的斜前方，刹闸，竖起脚踏板。双足前脚掌着地，双侧膝关节屈曲不得>90°，患者身体重心前移，健手扶轮椅扶手起立。然后，健腿向前方迈出一步，以健侧腿为轴，身体旋转，用健手支撑床面，重心前移，弯腰慢慢坐下（图1-28A～C）。

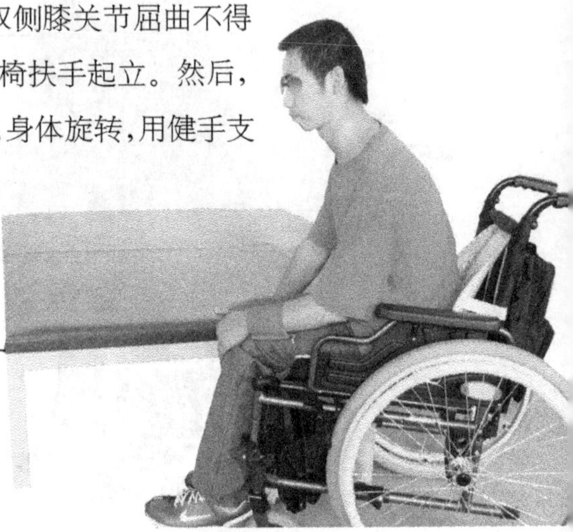

1-28A

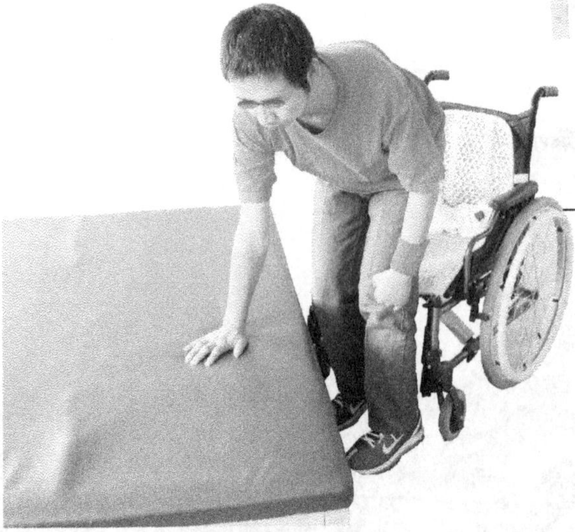

1-28B

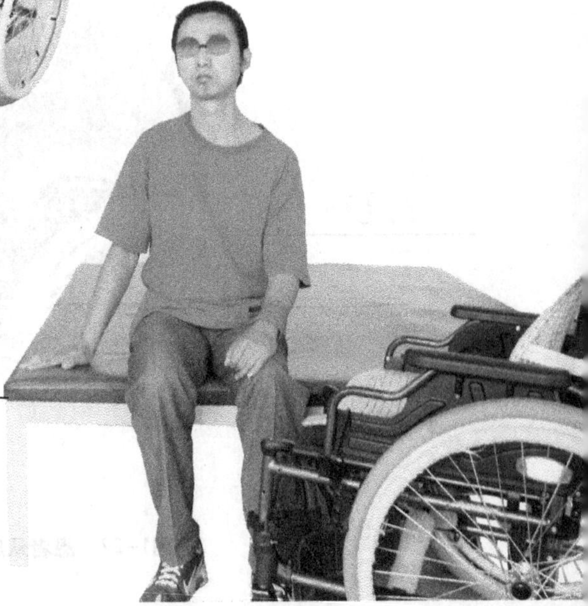

1-28C

图1-28　患者从轮椅至床的转移

实用偏瘫康复训练技术图解

（四）轮椅至厕所的转移（图1-29）

轮椅与坐厕成30°～40°角,刹住车闸,向两侧旋开足托板,用健足站起、弯腰,用健手抓住坐厕对侧扶手,如无扶手则扶在远端的坐厕圈盖上,以健腿为轴转动身体,使臀对正坐厕坐下(图1-29A、B)。

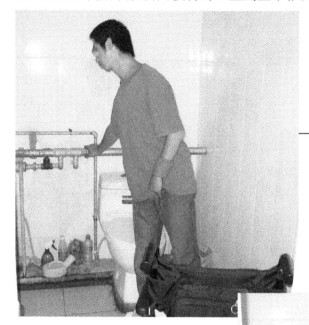

1-29A

1-29B

图1-29　患者从轮椅至坐厕的转移

（五）乘坐轮椅开关门

偏瘫患者乘坐轮椅开关门(图1-30)。

1.将轮椅停在门把手的斜前方，避免阻挡开门(图1-30A)。

2.健手开门,然后驱动轮椅进门(图1-30B、C)。

3.轮椅进门后,反手将门关上(图1-30D、E)。

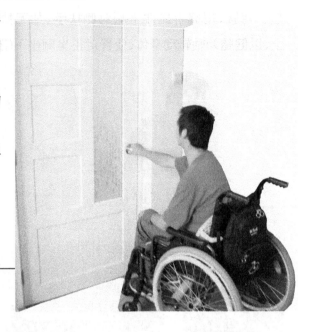

1-30A

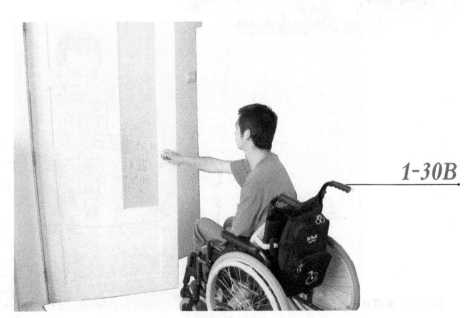

1-30B

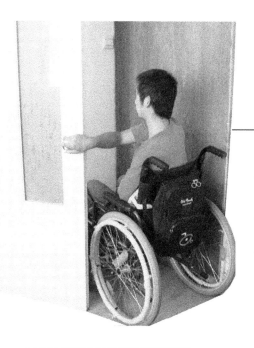

1-30C

1-30D

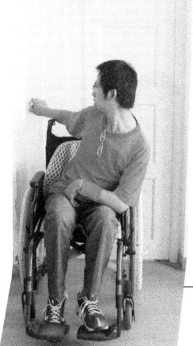

1-30E

图1-30 患者乘坐轮椅开关门

（六）从轮椅转移到普通坐椅上（图1—31）

1．驱动轮椅，正对椅子，在距椅子50～60cm处停住，刹住轮椅，移开足托（图1—31A）。

2．用健足与健手支起身体（图1—31B、C）。

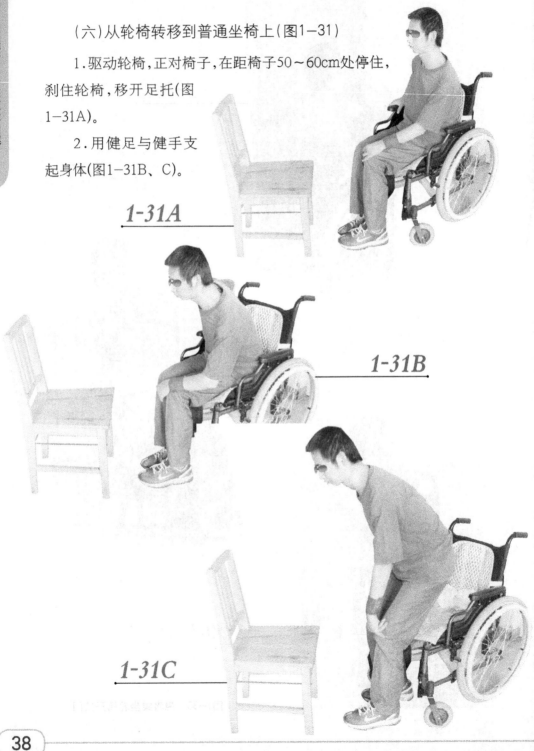

1-31A

1-31B

1-31C

3.以健足为支轴移动身体,用健手放在椅面上扶好慢慢坐下(图1-31D、E)。

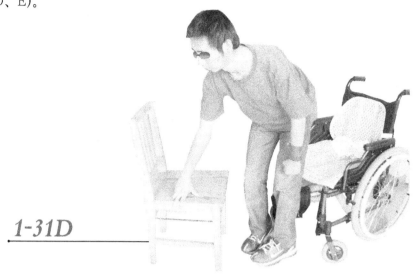

1-31D

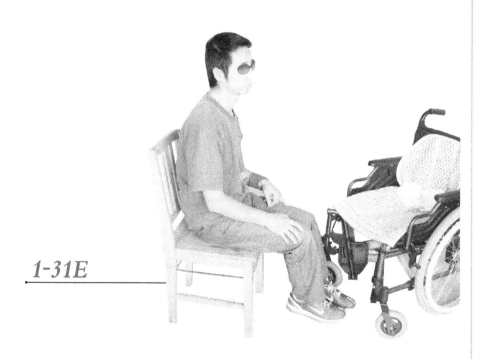

1-31E

图1-31　患者从轮椅转移到普通坐椅上

（七）从普通椅子转移到轮椅上（图1-32）

1.患者先将轮椅拉近椅子，并与椅子成30°~45°夹角，刹住轮椅，移开足托（图1-32A）。

2.患者用健手扶住轮椅扶手，用健足支起身体（图1-32B、C）。

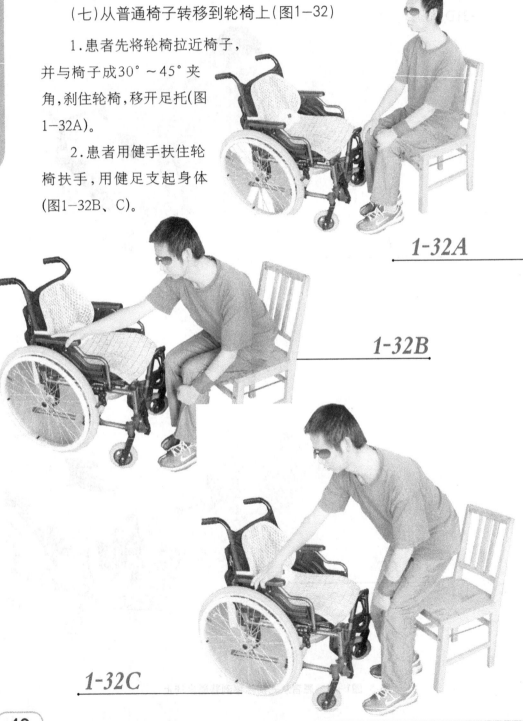

1-32A

1-32B

1-32C

3.患者将健手移到另一侧扶手上,以健足为支轴,转动身体,坐到轮椅上(图1-32D、E)。

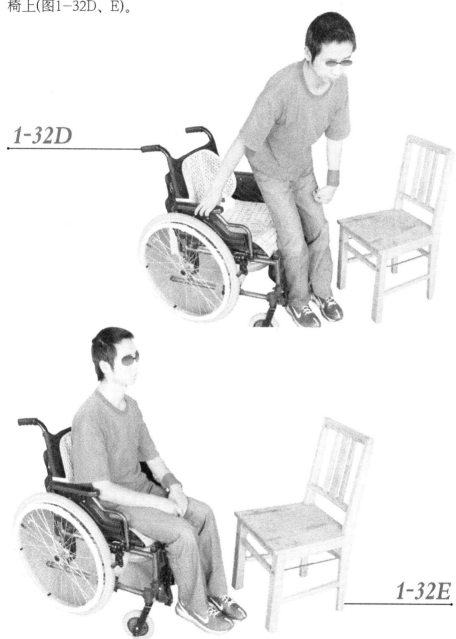

图1-32 患者从普通椅子转移到轮椅上

八、行走训练

通过行走训练纠正患者的异常步态，改善平衡功能，提高身体控制及增加步行能力。

(一)患侧下肢原地迈步行走(图1-33)

1.患者用健足负重站立。训练人员一手扶稳患者患侧的髋部，防止患侧臀部向后、向上抬起，另一手帮助患足先向后退一小步(图1-33A)。

2.帮助患者将患足再向前迈一小步，尽量足跟着地，完成迈步练习(图1-33B)。

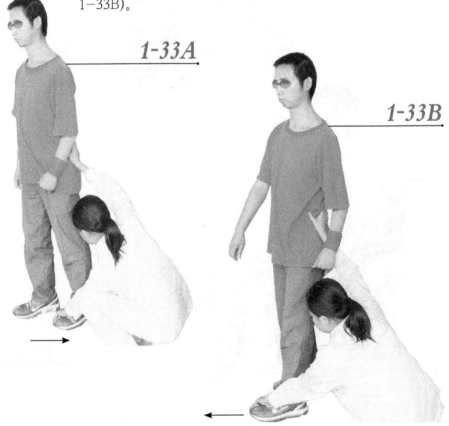

1-33A

1-33B

图1-33 患肢原地迈步行走训练

（二）侧方辅助行走
（图1-34）

1.训练人员站在患者的患侧，一手握住患者患手腕关节尽量背屈，使其掌心向前，另一手放在患者的胸前，并托住其患肢。

2.训练人员帮助患者缓慢行走，并注意纠正异常姿势(图1-34)。

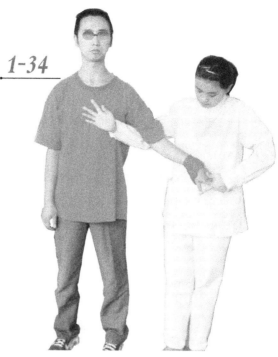

1-34

图1-34 侧方辅助患者行走训练

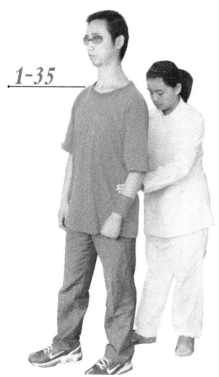

1-35

（三）后方辅助行走（图1-35）

训练人员站在患者的身后，扶稳患者髋部，帮助患者平稳行走。在患者向前迈步时，辅助患髋向前，但要防止躯干及髋关节过度前倾、前屈。

图1-35 后方辅助患者行走训练

（四）帮助下行走

在患者尚不能独立行走时,可根据患者具体情况,选用一些扶助方法帮助患者练习行走。

1.初练时,尽量采用面对面扶助的方式(图1-36),较为安全。

2.如果患者功能较好,可在患者患侧扶持(图1-34)练习行走,既安全又能增加患者的独立感。具体做法是训练人员用一手握住患者的患手,使患手掌心向前;另一手放在患者腋下和胸前处,手背靠在患者胸前,训练者与患者慢慢地一起向前行走。

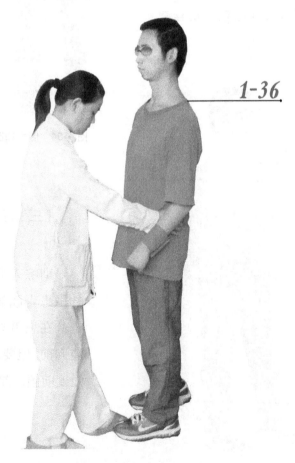

1-36

图1-36　帮助下患者行走训练

（五）控制骨盆提高行走能力（图1－37）

对能够自己独立行走，但在行走过程中仍存在能力不足或姿势不良者，可在行走训练中帮助其控制骨盆，纠正异常步姿，提高行走能力（图1－37）。

1.训练者双手控制患者骨盆，帮助伸髋，并防止患者在站立时膝关节过伸（图1－37A）。

2.训练者向前下方压迫患侧骨盆，帮助患者正确开始用患肢抬腿迈步（图1－37B）。

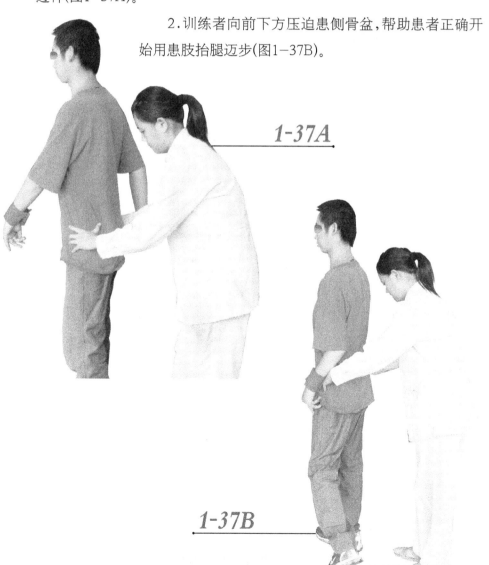

1-37A

1-37B

3.训练者推患者患侧骨盆向前,引导患者将重心向前转移到患腿上,纠正髋部向后运动(图1-37C)。

4.配合旋转骨盆,促进患者手臂摆动动作(图1-37D)。

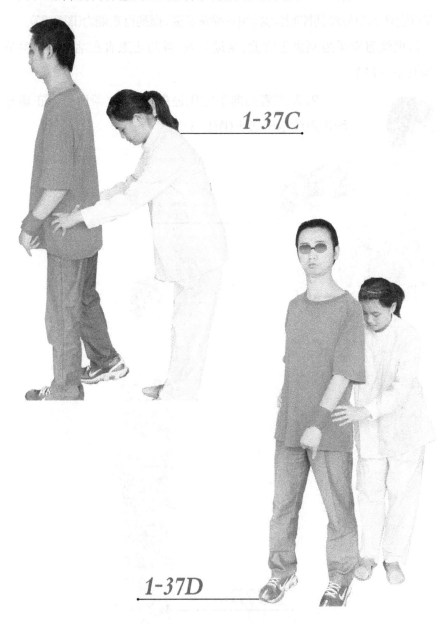

1-37C

1-37D

图1-37　控制患者骨盆行走训练

5.对于能充分控制伸髋和伸膝的患者,训练者可在患者身后握住其双手,使双臂伸展外旋,帮助患者行走,并尽量使手和手指保持背屈(图1-38)。

(六)通过旋肩帮助摆臂

1.当患者自己能充分控制髋和膝,手臂的痉挛也得到控制时,训练者可训练患者步行时手臂的摆动与下肢配合。训

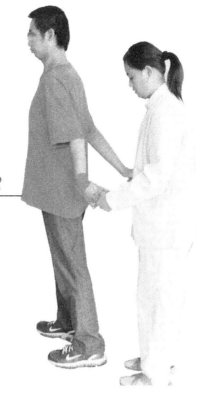

图1-38　在患者身后握住双手于外旋位帮助行走

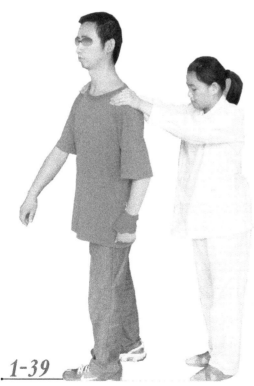

图1-39　控制患者双肩促进手臂摆动

练者将双手轻放在患者双肩上,拇指在肩后,其他手指在肩前方。患者行走时,训练者使患者身体及时与腿配合,有节奏地前后交替旋转患者肩部并摆臂,就像正常行走一样(图1-39)。

2. 有时,可让患者主动摆臂以克服健臂
固定在体侧及患者为了稳定而将健臂僵硬
地保持在某个位置上不动的倾向。为避免
上肢固定位,也可让患者行走时在身前往地
上拍球,或向空中抛接球,每迈一步抛接球
一次。这些活动可改善步行节奏,还可让患
者双手握上面放置了乒乓球的球拍步行(图
1-40)。

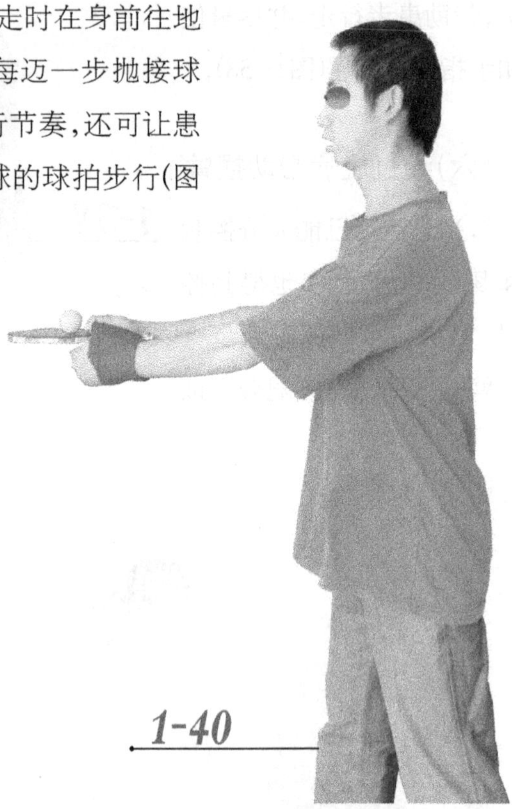

1-40

图1-40 患者双手托住乒乓球步行以控制患臂异常姿势

(七)扶杖行走

在患者掌握平衡,开始行走训练以后,有时患者身体控制仍存在困难,常
常需借助手杖进行行走。因此,扶杖行走的训练也是必要的。训练方法如下。

1. **三点步行** 患者行走时,有三次支点着地负重,谓三点步行(图1-41)。

行走时按手拐→患侧下肢→健侧下肢的顺序行走(图1-41A);行走时
按手拐→健侧下肢→患侧下肢的顺序行走(图1-41B)。

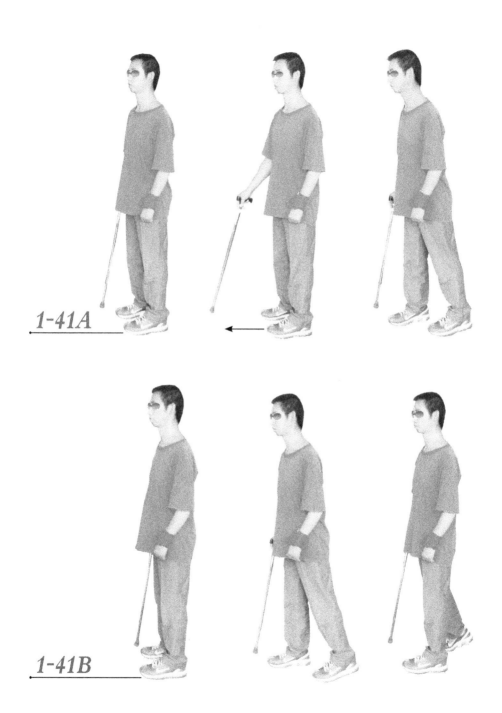

1-41A

1-41B

图1-41 患者三点步行

2.两点步行　　患者行走时,有两次支点着地负重,谓两点步行。行走时手杖和患侧下肢同时向前迈步(图1-42A、B、C)。

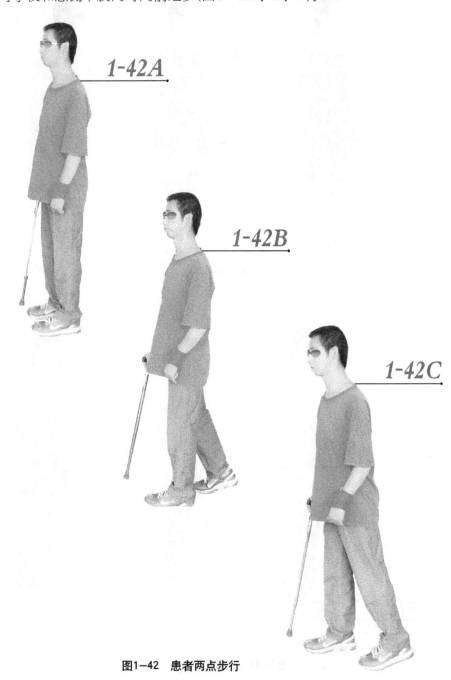

图1-42　患者两点步行

（八）利用手杖上下楼梯

偏瘫患者利用手杖上下楼梯训练,可遵照健足先上、患足先下的原则,此方法对偏瘫患者较为稳定、安全。按下列方法进行(图1-43)。

1.上楼时,手杖和健足同时抬起放在上一级台阶,然后伸直健腿,重心上移,再把患腿提到同一台阶(图1-43A、B)。

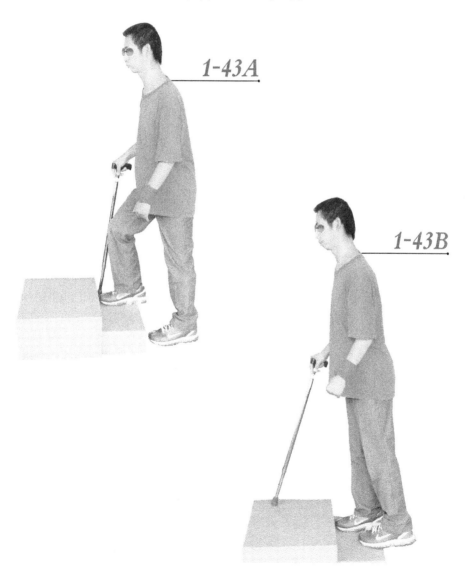

1-43A

1-43B

2.下楼时,手杖和患足同时下到下一台阶,然后重心前移,健足迈下到同一台阶(图1-43C、D)。

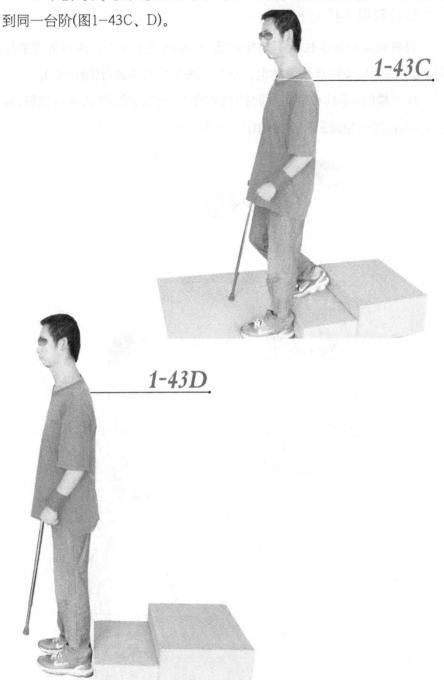

1-43C

1-43D

图1-43　患者利用手杖上下楼梯训练

(九)使用四足、三足和单足手杖行走

1.四足手杖有四只脚,很稳定,常用于行走训练初期。

2.三足手杖有"品"字形排列的三只脚,也较稳定。

3.单足手杖只有一只脚,轻便灵活,可在使用多足手杖行走稳定后应用。

4.各种手杖可于康复器材商店购买,也可自己动手制作,但一定要安全、可靠。以下简介四足手杖自制办法(图1-44)。

(1)选用一只大小适宜的小方凳,和一根单足手杖。

(2)在凳面中央打一个孔,向孔内插入单足手杖。

(3)用铁丝将穿出的立棍和四条凳腿绞拧在一起固定。

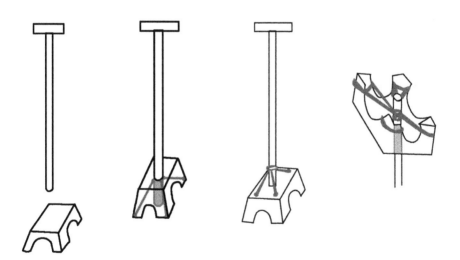

图1-44　自制四足手杖

(十)患肢足尖下垂的处理

有时经过训练后,偏瘫患者的足仍不能背屈,走路时足尖下垂蹭地,影响行走,需加以矫正。常用办法有:

1.在足底托一托板(如小木板或厚纸板),用绷带固定在脚上,将绷带两头向上提交叉,并环形包扎在小腿上方,纠正垂足,把足提起到与小腿垂直的位置上(图1-45A)。

2.取两条旧背包带剪断,有扣的一端环绕于大腿下方或小腿上方。在鞋上缝一钥匙环,将另一带子穿过环系好,此带子尾端拉起与上方的背包带扣相扣,将下垂之足尖拉起,保持足与小腿相垂直(图1-45B)。

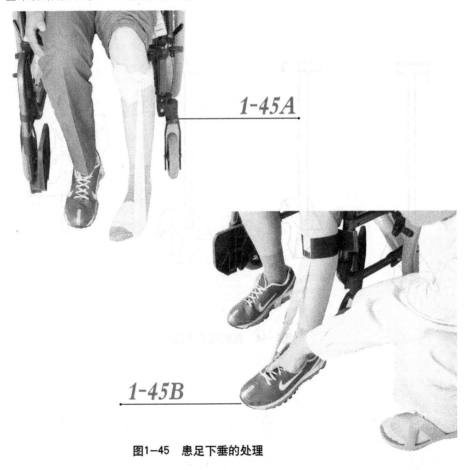

图1-45 患足下垂的处理

九、克服痉挛及提高身体反应能力训练

在训练偏瘫患者时,应对训练中出现的病理反应及异常运动模式加以抑制,先从提高头、躯干的控制能力开始,然后再针对与躯干相连的近端关节,如肩关节、髋关节等进行训练。当近端关节具备了一定的运动和控制能力之后,再着手开展远端关节,如上肢肘、腕、手指关节和下肢膝、踝关节等的训练。

(一)人体关键点的控制

人体关键点可影响身体的其他部位或肢体的肌张力和活动能力,它包括中心控制点,如胸骨柄中下段;近端控制点,即头部、颈、躯干等;远端控制点,如手指。训练者可通过在关键点的手法操作抑制异常的姿势反射和肢体的肌张力。

对于躯干肌肉痉挛的患者,可通过对胸骨柄(中心关键点)的控制来缓解肌张力(图1-46)。

患者取坐位,训练者位于患者身后,双手放在胸骨柄的中下端,操作时让患者全身放松,放在胸骨柄上的手可交替把患者向左右拉动,做"∞"弧形运动,重复数次(图1-46A)。然后,治疗人员将一只手放在患者的背部,另一只手放在胸骨柄上向下挤压,使患者塌胸,放在背部的手向前上方推,使患者挺胸,重复数次,即可降低躯干的肌张力(图1-46B)。

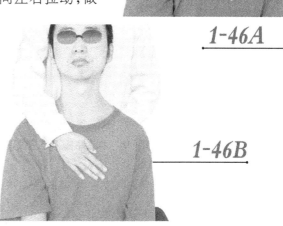

1-46A

1-46B

图1-46 中心关键点控制患者抗痉挛

对于手部屈肌张力高的患者,训练者可通过控制拇指的关键点来缓解痉挛(图1-47)。训练者一手握住患手拇指,使其呈外展、伸展位,另一手握住其余四指,持续牵拉片刻即可解除手指痉挛。偏瘫患者在训练中要注意避免出现联合反应,如训练下肢的屈曲动作时,同侧上肢会出现痉挛和屈曲,抑制的方法是:让患者健手与患手相握,患手拇指在上,然后用健手带动患手,使之伸展过头且处于伸展位(图1-48)。

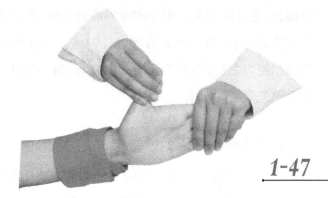

1-47

图1-47 患者拇指关键点控制

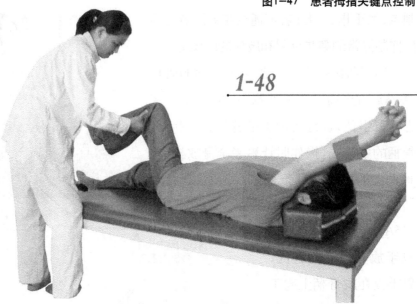

1-48

图1-48 患者患侧下肢屈曲时健手拉患手伸展抑制上肢痉挛

当患者学会如何放松痉挛的肢体后,再诱导其逐步学会如何在放松的状态下控制肢体,并进行一些主动的分离运动。

（二）反射抑制的抗痉挛

1.躯干的抗痉挛 由于患侧背部背阔肌的痉挛,常使患侧的躯干短缩,因此躯干的抗痉挛模式是使患侧躯干伸展。方法是患者健侧卧位,训练者立于患者身后,一手扶其肩部,另一手扶住髋部,双手做相反方向的牵拉动作,可缓解躯干肌的痉挛（图1-49）。

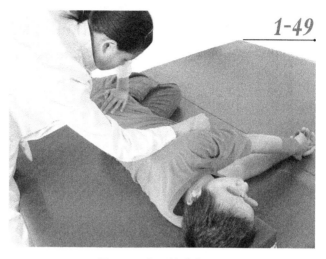

1-49

图1-49　躯干抗痉挛

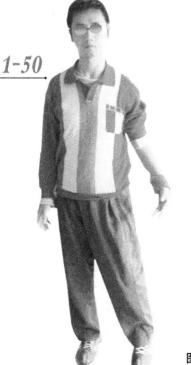

1-50

2.上、下肢的抗痉挛 使患侧上肢处于外展、外旋、伸肘、前臂旋后、伸腕或伸指及拇指外展的位置。可对抗上肢的屈曲痉挛;轻度屈髋屈膝、内收内旋下肢、背屈踝、趾。可对抗下肢的痉挛（图1-50）。

图1-50　患者上、下肢的抗痉挛

3.**上肢的抗痉挛**　由于菱形肌、斜方肌尤其是背阔肌的痉挛,使肩后缩、下沉,因此抗肩痉挛的模式应使肩向前、向上。

(1)抑制上肢痉挛:①患者坐位,将患手放在床面上,腕指背伸,用健手扶住患肘,帮其伸直,克服上肢屈曲痉挛;②患侧上肢支撑身体,将重心移到患侧,用健肢帮助患侧肘关节伸展(图1-51);③步行时患肢伸直放于背后,健手拉住患肢,克服患肢的屈肌痉挛(图1-52)。

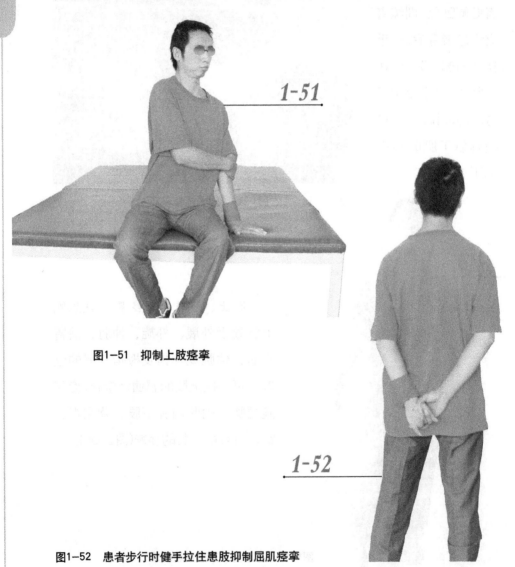

图1-51　抑制上肢痉挛

图1-52　患者步行时健手拉住患肢抑制屈肌痉挛

(2)手的抗痉挛:手的常用抗痉挛方法(图1-53),图中袖带标志为患肢。其中图1-53C为患者双手及上肢同时活动时常用的抗痉挛方法,患者双手掌心相对,十指交叉握手,患侧拇指在上,此握手常称鲍巴(Bobath)握手;图1-53A、B为手向背侧活动;图1-53D是常用缓解手痉挛的办法:首先用训练者的四指紧握患者的大鱼际肌,将拇指外展,训练者另一手固定肘关节,将患肢前臂旋后,停留数秒,痉挛的手指即可自动伸展。

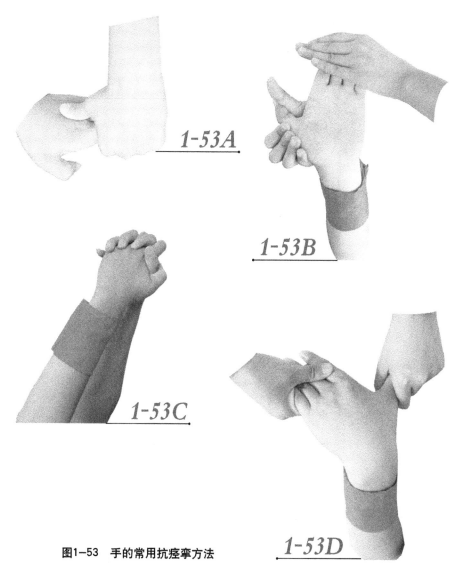

图1-53 手的常用抗痉挛方法

患者也可自己练习腕和手活动(主动辅助活动)见图1-54。①健手握住患手做旋转动作,见图1-54A;②健手握住患手四指,将患手掌心向上,用健手按压患手做伸腕动作,见图1-54B;③健手捏住患手拇指,带动患手拇指做不同方向的旋转或屈伸动作,见图1-54C。

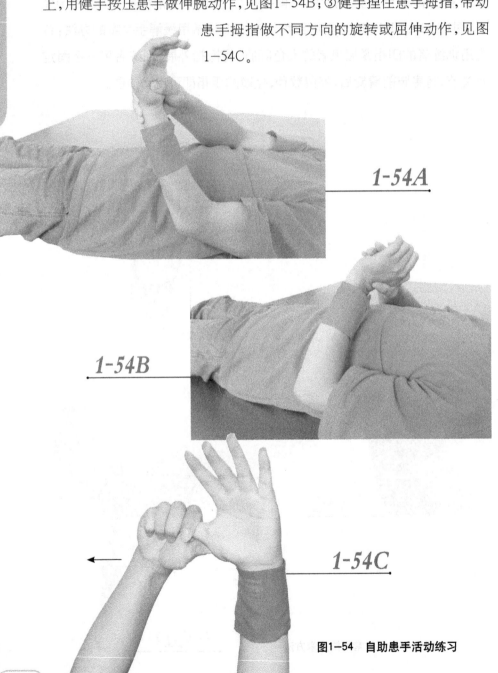

1-54A

1-54B

1-54C

图1-54　自助患手活动练习

(3)患侧上肢运动

①滚筒训练：患者坐于治疗台前,台面上放置滚筒,患者双手交叉,患侧拇指在健侧拇指上方,双侧腕关节伸直,置于滚筒上;训练者站在患侧,嘱患者利用健侧上肢带动患肢完成以下动作:肩关节屈曲→肘关节伸展→前臂旋后→腕关节背伸。将滚筒推向前方(图1-55A);然后在健侧上肢协助下,训练患肢完成以下动作:肩关节伸展→肘关节屈曲→前臂旋前→腕关节背伸,将滚筒退回原位(图1-55B)。

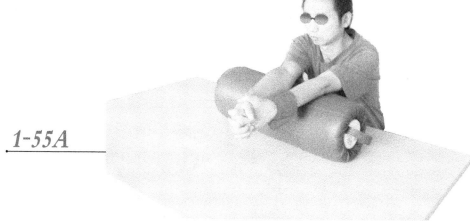

1-55A

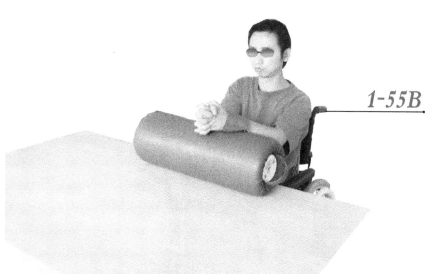

1-55B

图1-55 患者做滚筒训练

②木钉板训练：患者坐在治疗台前，双足平放于地面。患侧上肢克服屈曲模式，肘关节伸展、腕关节背伸、手指伸展、外展，支撑在凳子上（图1-56）；在患侧放一块木钉插板，嘱患者转身，旋转躯干，利用健手拿取放于健侧的木钉，放在患侧身旁的木钉插板上，反复操作，将木钉取完。然后再将木钉从患侧木钉插板上取下，放回原处（图1-56）。通过此练习，克服患肢屈曲痉挛及矫正其异常模式。

③移动木柱训练：患者两手相握十指交叉，用健手协助患手握住木柱，将木柱移到指定的位置（图1-57）。此训练可克服患侧上肢痉挛，提高上肢运动功能。

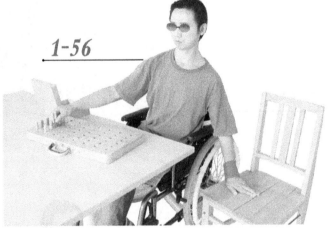

图1-56　患者做木钉板训练

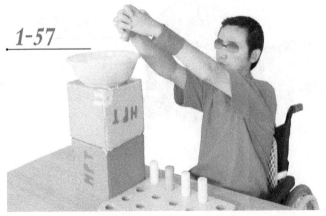

图1-57　患者做移动木柱训练

④上肢推球训练：患者坐位，训练者立于患侧，根据患者功能情况予以适当的帮助。让患者将患手置于球上，尽最大可能将球推向前方(图1-58A)，训练者双手扶持患者肩关节，矫正异常姿势。同时患者还可以将健手放在膝关节上方，患手置于球上，利用患肢肘关节的屈、伸，完成球的前、后滚动训练(图1-58B)。

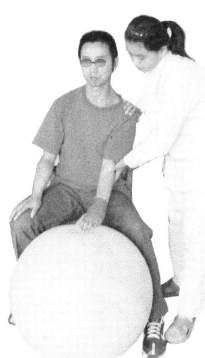

1-58A

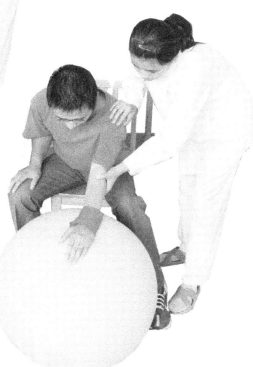

1-58B

图1-58 上肢推球训练

⑤磨砂板训练：患者坐在磨砂板前方,根据患者上肢功能水平调节好磨砂板的角度。对上肢功能较差的患者,可选用双把手磨具,利用健侧上肢带动患肢完成肩关节屈曲、肘关节伸展、腕关节背伸的运动,训练者可一手协助患者患手固定磨具手把,另一手促进肩关节伸展(图1-59A、B)。训练可克服痉挛,提高患侧上肢功能。

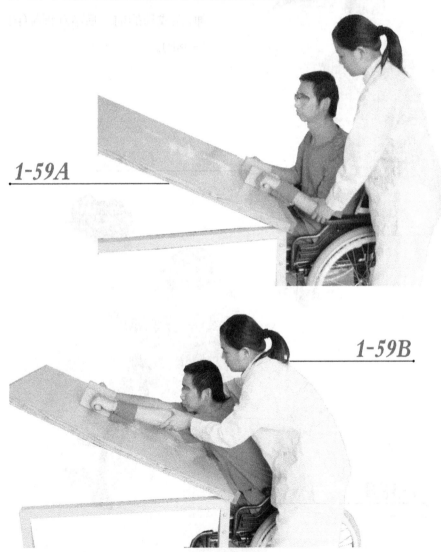

图1-59　患者做磨砂板训练

4.下肢抗痉挛

(1)仰卧屈膝：患者仰卧,双侧下肢屈曲。双手十指交叉抱住双膝,抬起上身,保持片刻,可克服下肢伸肌痉挛(图1-60)。

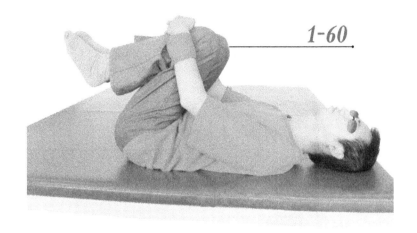

1-60

图1-60　患者仰卧屈膝克服下肢痉挛

(2)桥式运动：偏瘫患者常常在床上做桥式运动训练(图1-61),这个训练优点较多,它可克服下肢及躯干痉挛。由健侧上、下肢带动患侧上、下肢活动,抬起臀部,有利于放入便盆等用品;抬起躯干,可增加对肩的压力,迫使肩向前伸、上臂向外旋,对抗异常的肩退缩和上臂内旋;用足撑床,有助于翻身等。

桥式运动的做法是：患者仰卧，双足并拢，屈膝立起小腿，双足平放床上用力蹬床，抬起臀部(图1-61A)；起初患者不一定能自动抬起臀部，此时训练者可一手按住患者的两脚，另一手托起患者臀部，帮助其完成桥式运动(图1-61B)。

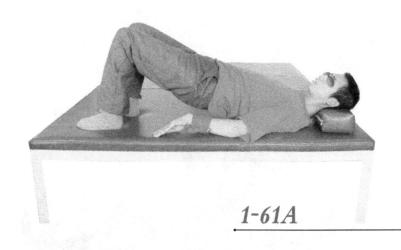

1-61A

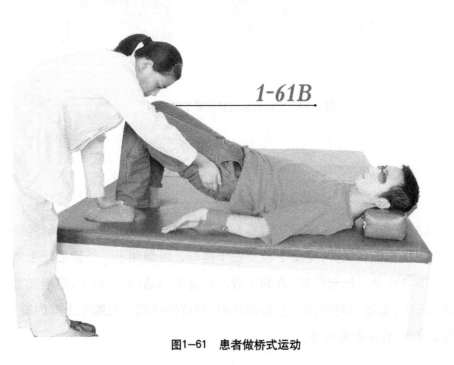

1-61B

图1-61 患者做桥式运动

(3)足部被动运动：偏瘫患者站立行走时,患足足跟常常不能着地,形成尖足畸形。患者被迫划圈迈步,足尖蹭地行走。对此患者可行牵拉足踝背伸训练,使足尽量上抬背伸,拉长跟腱纠正尖足畸形。

训练时训练者双手分别插入小腿后足跟及近膝部,稍托起(图1-62A);一手按住小腿前上部,另一手四指托住足跟,前臂抵住足掌(图1-62B);一手按住小腿前上方,另一手握住足跟,前臂抵住患者前脚掌,压足踝向上屈曲,并维持数秒钟,以牵张足后跟(图1-62C),手法要轻柔,防止粗暴。

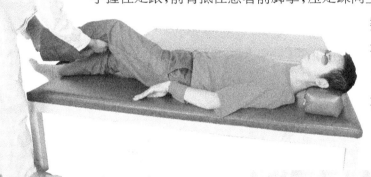

1-62A

1-62B

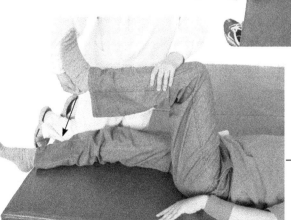

1-62C

图1-62 患者做足被动运动纠正尖足

5.利用反射性机制改善异常肌张力

(1)利用非对称性反射(即头转向的一侧上肢伸直,另一侧上肢屈曲)可改善上肢肌张力紧张状态,并诱发上肢活动(图1-63);或把头部转到一侧,可诱发躯干和下肢做出相应动作,促进向同侧翻身动作的完成。

(2)利用对称性反射(即头部后伸时肢体伸展、即头部屈曲时肢体屈曲)屈曲头颈部可抑制伸肌,防止角弓反张的发作。

(3)利用张力性迷路反射。需促进屈肌张力时,可采用俯卧位;需促进伸肌张力时,可采用仰卧位;为避免影响伸肌或屈肌的张力,可采用侧卧位。

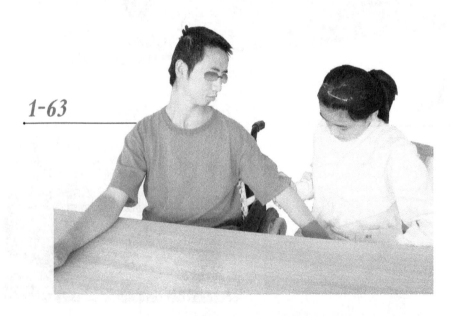

1-63

图1-63　鼓励患者头转向患侧有利患肢伸直

（三）平衡反应及保护性反应

牵拉肌肉,轻轻拍打肌腹可促进弛缓肌的收缩,或缓解肌痉挛。通过训练患者的坐位、立位、跪立位平衡等引导患者的头颈和肢体运动,可诱发平衡反应和保护性反应,提高身体控制能力。

(四)感觉刺激

关节加压、维持体位等深感觉刺激或用手、毛刷、冰块等皮肤感觉刺激,促使肌肉收缩,适用于肌肉弛缓的偏瘫患者。

十、提高生活能力训练

(一)进食

此训练的目的是使患者掌握独立进食的方法,减少对他人的依赖。患者坐在桌前,将患手放在桌面上,用健手使用饭勺或筷子进食。为防止餐具在桌面上滑动,可在餐具下垫以湿毛巾或橡皮垫防滑(图1-64)。

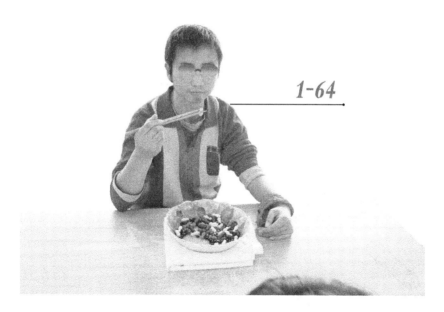

1-64

图1-64　患者进食训练

（二）使用自助具（图1-65）

1.单手用勺进食时,可在碟子（碗）上加一个碟(碗)档,进食推动食品时,食品被碟档所阻,不但不会推出碟外,相反更易盛入勺内便于进食(图1-65A、图1-65B),碟档可用旧罐头铁片剪制。

2.用带叉的两用匙吃饭比较方便。可用钢锯在勺匙的一侧锯几个口制成(图1-65C)。

3.切菜时,可在切菜板的一角装上直角形的档板,把所切的菜档在菜板内,亦可在菜板的适当位置钉上尖头钉子,尖头向上,以便插入块状蔬果,如可固定待切的胡萝卜、土豆、水果或其他食品(图1-65D)。

4.加粗手柄及弯成角的匙、叉有利于抓握,适用于患者手功能受限或匙、叉与碗碟无法达到正常使用角度时(图1-65E)。

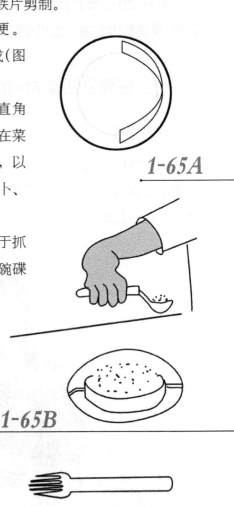

1-65A

1-65B

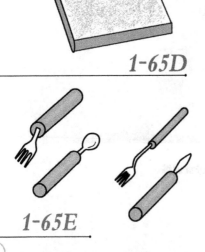

1-65D

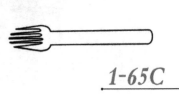

1-65C

1-65E

图1-65　患者用餐自助具

（三）更衣

1.**穿脱前开襟衣服**　穿法是将患手插入衣袖内，用健手将衣领拉至患侧肩，健手由颈后抓住衣领并向健侧肩拉，再将健手插入衣袖内，系好纽扣并整理(图1-66A)；脱法是健手抓住衣领先脱患侧衣袖的一半，使患侧肩部脱出，健手脱掉整个衣袖，随后健手再将患侧衣袖脱出，完成脱衣动作(图1-66B)。

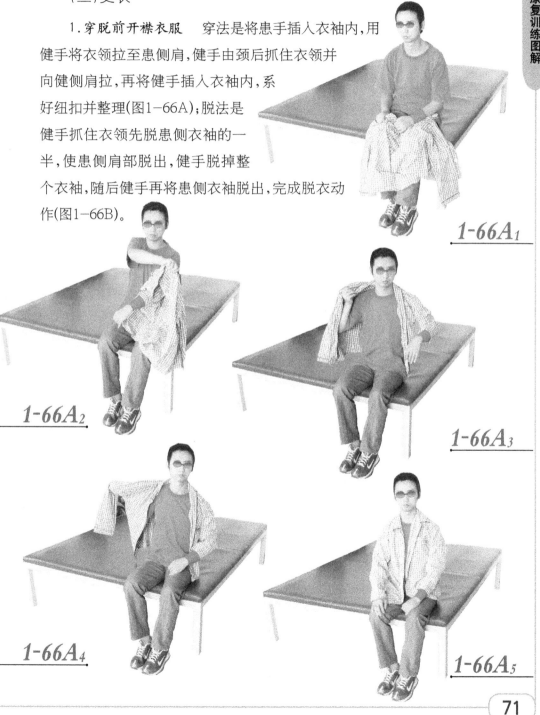

1-66A₁

1-66A₂

1-66A₃

1-66A₄

1-66A₅

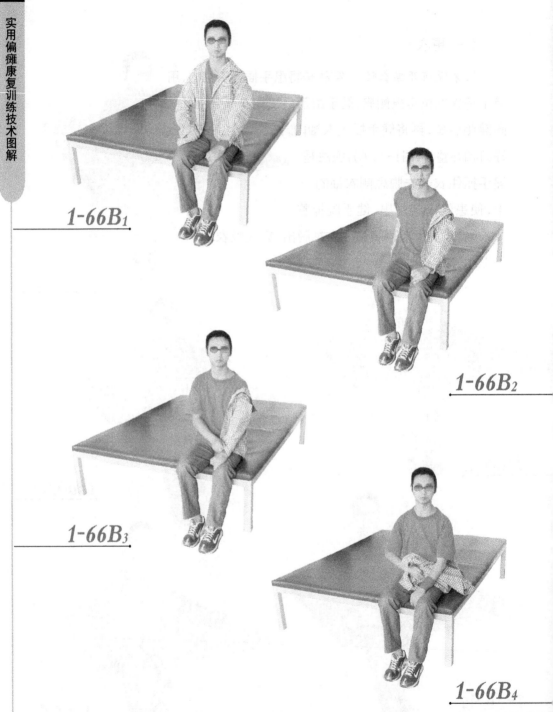

1-66B₁

1-66B₂

1-66B₃

1-66B₄

图1-66 患者练习穿(A)脱(B)前开襟衣服

2.套头上衣的穿脱　穿套头服装时,先将患手穿袖子到肘部以上,再穿健手侧袖子,最后套头(图1-67A);脱套头服装时,先将衣服拉向胸部以上,再用健手将衣服拉住,在背部从头脱出,脱出健手,最后脱患手(图1-67B)。

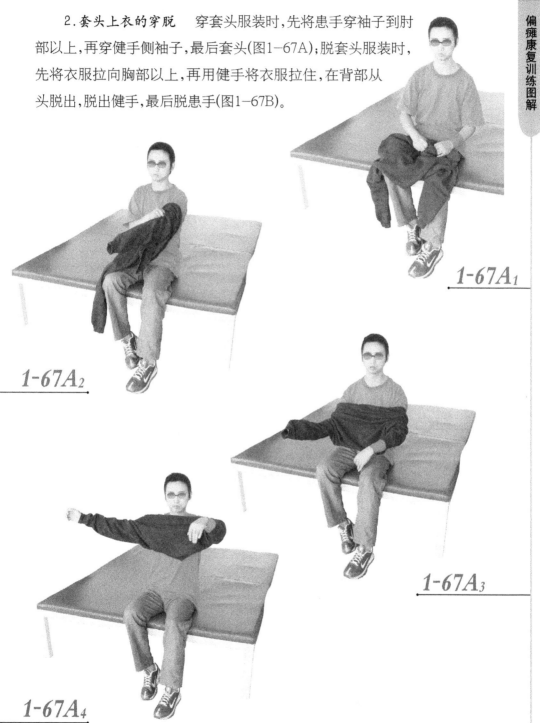

1-67A₁

1-67A₂

1-67A₃

1-67A₄

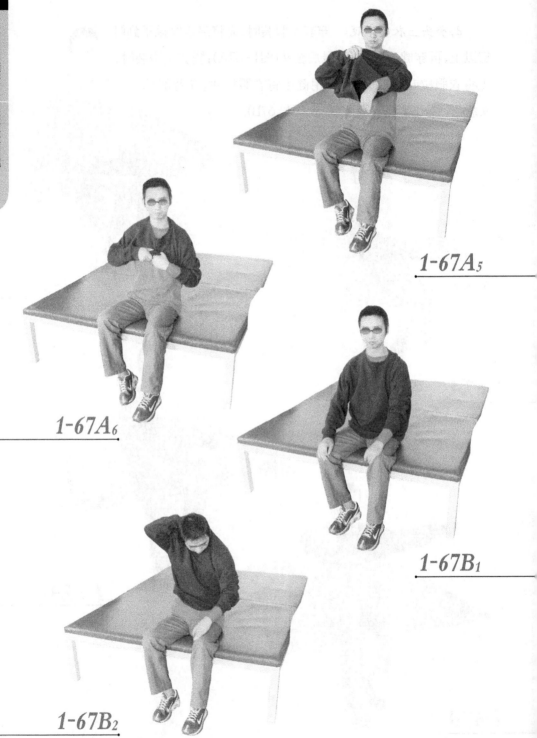

1-67A₅

1-67A₆

1-67B₁

1-67B₂

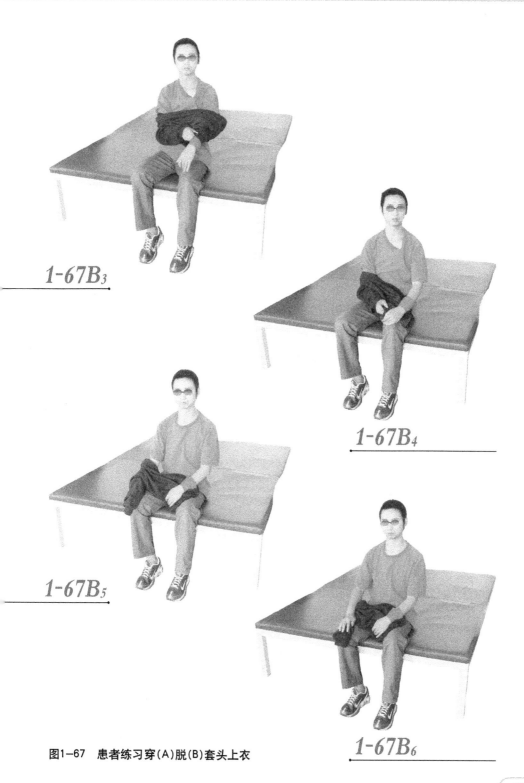

1-67B₃

1-67B₄

1-67B₅

1-67B₆

图1-67　患者练习穿(A)脱(B)套头上衣

3.穿脱裤子

(1)卧床患者穿脱裤子:穿裤子时(图1-68A),患者坐起将患腿屈膝屈髋,放在健腿上;患腿穿上裤腿后尽量上提,然后健腿穿上裤腿;躺下,做桥式动作把裤子拉到腰部;臀部放下,整理腰带。脱时顺序与穿的顺序相反,只需躺着就可用健脚将患侧裤腿脱下(图1-68B)。

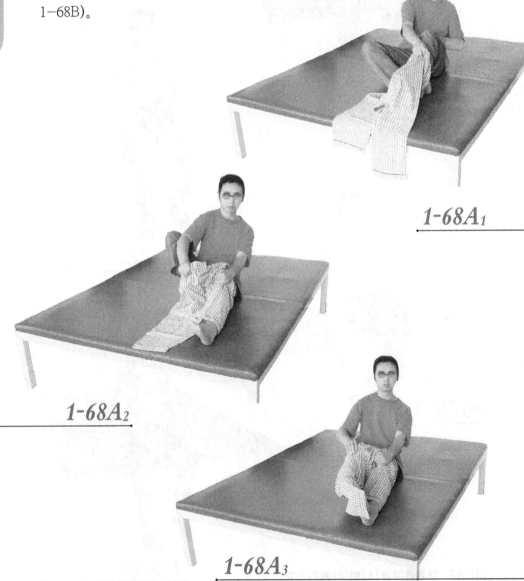

$1\text{-}68A_1$

$1\text{-}68A_2$

$1\text{-}68A_3$

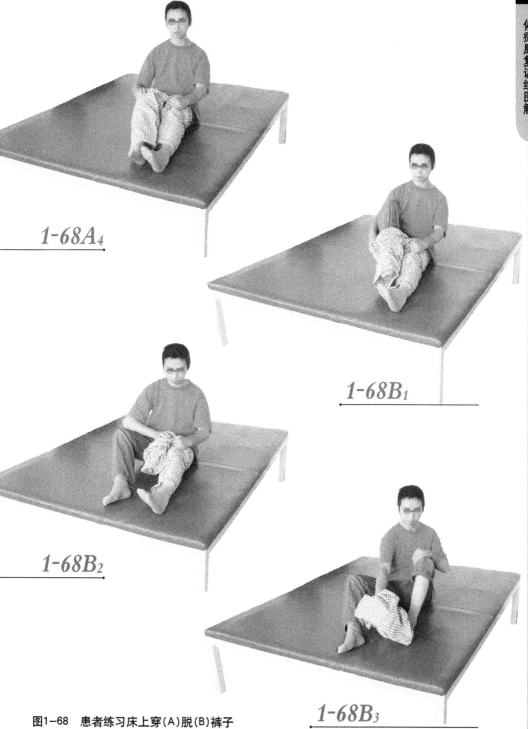

1-68A₄

1-68B₁

1-68B₂

1-68B₃

图1-68　患者练习床上穿(A)脱(B)裤子

(2)患者坐位穿脱裤子：患腿放在健腿上，套上裤腿拉至膝以上，放下患腿；健腿穿上裤腿，拉到膝以上后，站起来向上拉到腰部，整理完成(图1-69A)。坐位脱裤子的顺序与穿的顺序相反。

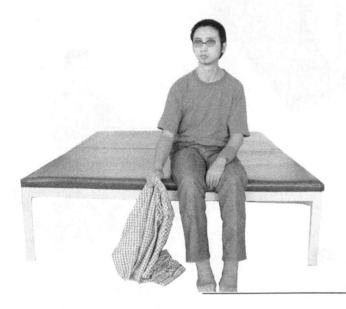

1-69A₁

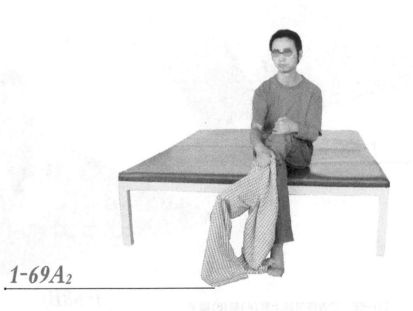

1-69A₂

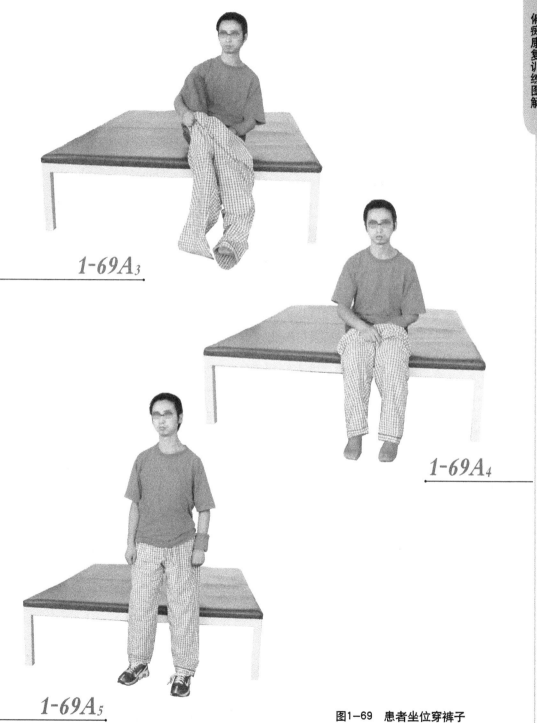

$1\text{-}69A_3$

$1\text{-}69A_4$

$1\text{-}69A_5$

图1-69　患者坐位穿裤子

4.穿袜、穿鞋

(1)患足穿袜子训练顺序:先找好袜子上下面,用健手指将袜口拉开,手掌对足掌将足伸入袜口;再抽出手指整理袜底、袜面,将袜腰拉到踝关节处;最后从足跟处向上拉平整理(图1-70A)。

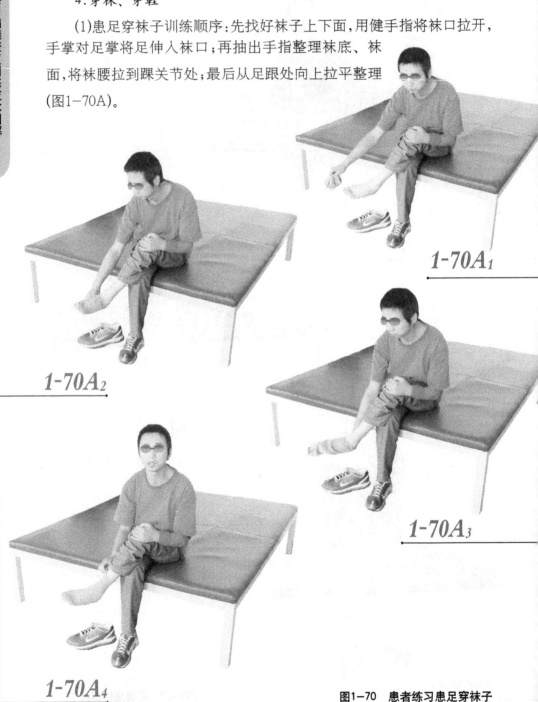

$1\text{-}70A_1$

$1\text{-}70A_2$

$1\text{-}70A_3$

$1\text{-}70A_4$

图1-70　患者练习患足穿袜子

(2)健足穿袜子训练顺序:健腿立膝,足平放在床上,用踇趾压住袜口一端,向上拉袜子(图1-71A);将袜尖整理合适后,拉袜腰至踝关节处,整理完毕(图1-71B)。也可将健足放在患腿上,与患足穿袜法相同。

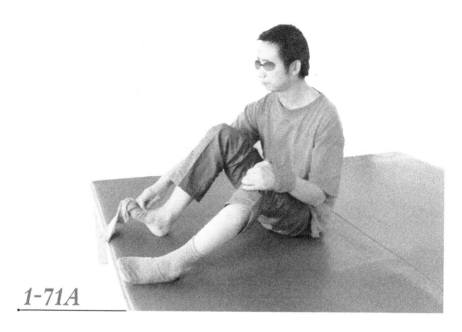

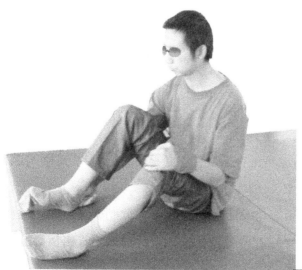

图1-71　患者健足穿袜子

(3)利用穿袜自助具穿袜:穿袜自助具是半圆长套筒状器具,有长的系带,可用于单手穿袜子,先将袜子套在套筒上,再将足插入套筒,足尖部进入袜内,然后一手拉住长带子,牵出套筒,袜子即穿在脚上(图1-72)。

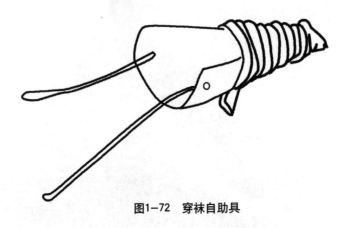

图1-72　穿袜自助具

(4)穿鞋和脱鞋:应选用穿脱方便的鞋。对弯腰困难的患者,可用简易穿鞋具协助穿脱。家人到市场上买一普通鞋拔子,再找一根圆棍,将鞋拔子固定在圆棍一端的上面即成简易穿鞋具,以帮助穿鞋。

5.更衣训练注意事项

(1)患者自己学习穿脱衣服时,健侧肢体应具备基本活动能力。有较好的肌力和动作的协调性、准确性。

(2)穿脱裤子时,患者应具备有坐位和控制平衡的能力,掌握桥式运动方法,以便将裤子拉到腰上。

(3)如健侧肢体关节活动受限时,应将所穿衣服改制成宽松式,以适合患者穿脱方便,以免硬行穿脱引起疼痛或穿脱困难,使患者失去信心。

(4)内衣以质软、平滑,穿着舒适,脱下方便者为宜,前开襟较好。

(5)外衣以宽松式为好,纽扣应改为按扣或尼龙搭扣为宜。

(6)裤子可选用背带挂钩式或松紧带裤腰。

(7)西服应选择光滑衬里,领带为方便易结的"一拉得"为宜。

(8)鞋应选择软底、不系带的,鞋后帮最好稍硬些,有利于穿脱。

(四)患者使用交流画板与他人交流

当患者有失语不能用语言表达意愿时,可使用画有图画的交流画板(图1-73)与他人交流,表达要求(可点头、摇头、手指表达意愿的图画)。患者想说什么就指什么,别人也可以指画来提问或回答,如想问时间,就指钟面;如果会拼音,可以指拼音字母,拼出表达的词。

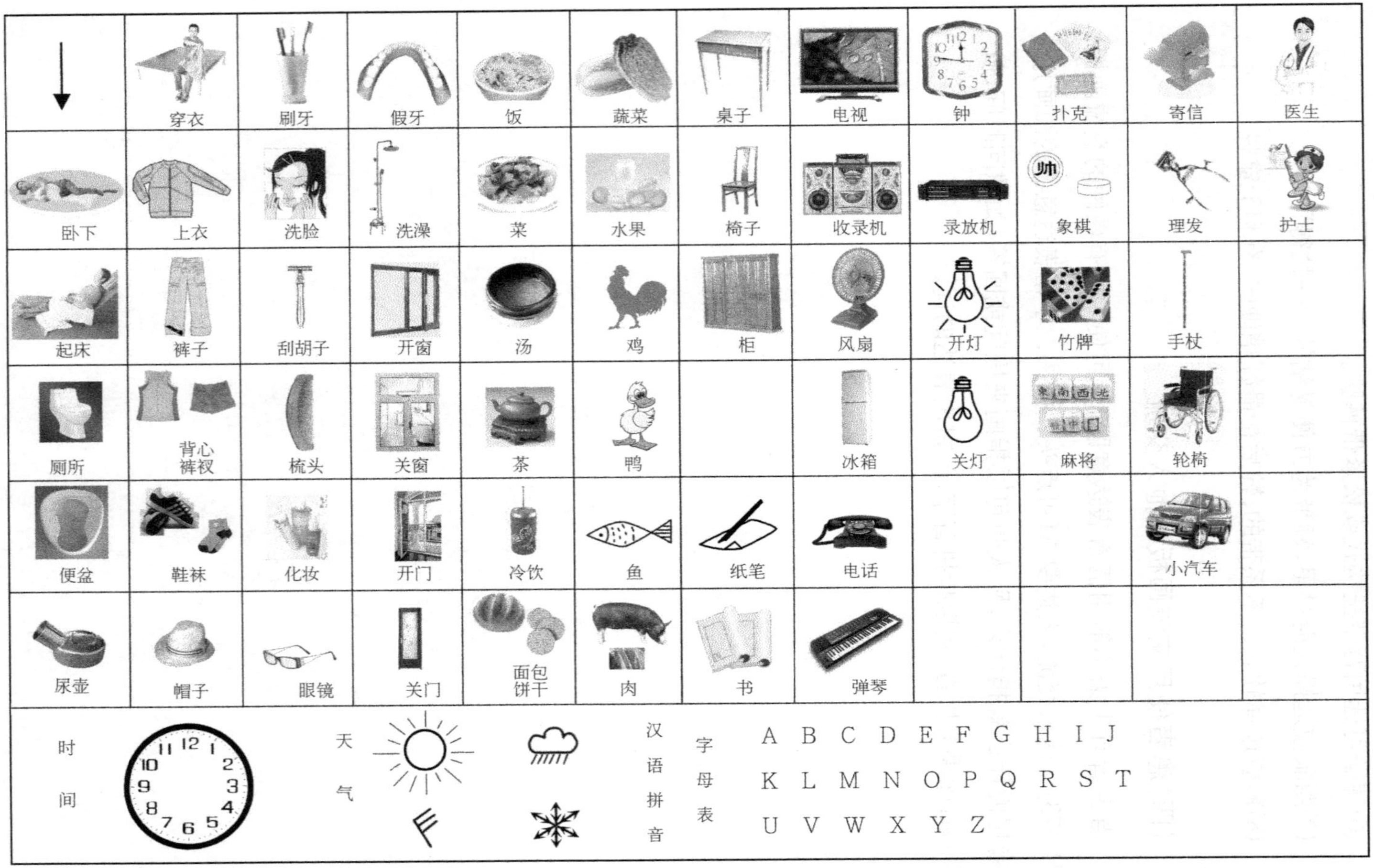

医生	护士				
寄信	理发	手杖	轮椅	小汽车	
扑克	象棋	竹牌	麻将		
钟	录放机	开灯	关灯		
电视	收录机	风扇	冰箱	电话	弹琴
桌子	椅子	柜	纸笔	书	
蔬菜	水果	鸡	鸭	鱼	肉
饭	菜	汤	茶	冷饮	面包饼干
假牙	洗澡	开窗	关窗	开门	关门
刷牙	洗脸	刮胡子	梳头	化妆	眼镜
穿衣	上衣	裤子	背心裤衩	鞋袜	帽子
卧下	起床	厕所	便盆	尿壶	

汉语拼音表

A B C D E F G H I J
K L M N O P Q R S T
U V W X Y Z

天气

时间

图1-73 交流画板

第 2 章

社区训练治疗效果简易评定

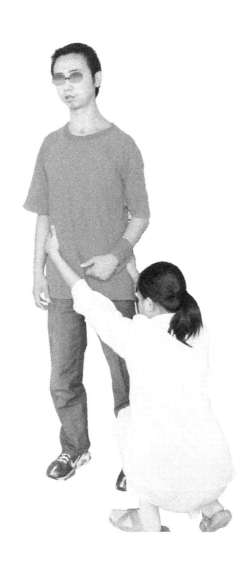

一、肢体运动功能评定

对偏瘫患者上肢、下肢及躯干的运动功能评定时,可采用简式躯体功能评定法(表2-1、表2-2)。这种方法目前应用较为普遍。该方法是由瑞典学者Fugl-Meyer等提出,故又称Fugl-Meyer运动功能评定(Fugl-Meyer Assessment,FMA)。

表2-1 FMA偏瘫运动功能评定表

部位	运动功能检测	分数	评 分 标 准
上肢			
坐位	1.上肢反射活动		
	(1)肱二头肌腱反射	0分	不能引出
	(2)肱三头肌腱反射	2分	能够引出
	2.屈肌共同运动		
	(1)肩上提	0分	完全不能
	(2)肩后缩	1分	部分完成
	(3)肩外展(至少90°)	2分	无停顿充分完成
	(4)肩外旋		
	(5)肘屈曲		
	(6)前臂旋后		
	3.伸肌共同运动		
	(1)肩内收、内旋	0分	完全不能
	(2)肘伸展	1分	部分完成
	(3)前臂旋前	2分	无停顿充分完成
	4.部分分离运动		
	(1)手触腰椎	0分	没有明显活动
		1分	手向后越过髂前上棘
		2分	能顺利完成
	(2)肩屈曲90°(肘伸直)	0分	不能(开始手臂立即外展或肘关节屈曲)
		1分	部分完成(肩外展及肘屈曲发生较晚)
		2分	能顺利完成
	(3)肩0°、肘屈90°时,前臂旋前旋后运动	0分	不能完成或肩0°肘不能保持90°
		1分	部分完成(肩肘正确位置时能在一定范围内主动完成该活动)

部位	运动功能检测	分数	评 分 标 准
		2分	顺利完成
	5.分离运动		
	(1)肩外展90°、肘伸直、前臂旋前	0分	不能,开始时即屈曲、前臂偏离方向不能旋前
		1分	部分完成或活动时肘屈曲或前臂不能旋前
		2分	顺利完成
	(2)肩屈曲90°~180°、肘伸直、前臂旋前旋后	0分	不能,开始时发生肘屈曲或肩外展
		1分	部分完成,肩屈曲时、肘屈曲、肩外展
		2分	顺利完成
	(3)肩屈曲30°~90°、肘伸直、前臂旋前旋后	0分	前臂旋前旋后完全不能或肩肘位置不正确
		1分	能在要求肢位时部分完成前臂旋前旋后
		2分	顺利完成
	6.反射活动		
	肱二头肌腱反射	0分	2~3个反射明显亢进
	指屈肌反射	1分	1个反射明显亢进或至少2个反射活跃
	肱三头肌腱反射	2分	反射活跃不超过1个并且无反射亢进
	7.腕稳定性		
	(1)肘屈90°、肩0°、腕背屈	0分	腕背屈<15°
		1分	可腕背屈但不抗阻
		2分	抗轻微阻力
	(2)肘屈90°、肩0°、腕屈伸	0分	不能随意运动
		1分	不能在全关节范围内主动活动腕关节
		2分	能平滑地不停顿地进行
	(3)肘0°、肩前屈30°、腕背屈	评分同 (1)	
	(4)肘0°、肩前屈30°、腕屈伸	评分同 (2)	
	(5)腕环行运动	0分	不能进行
		1分	活动费力或不完全
		2分	顺利完成
	8.手		
	(1)手指共同屈曲	0分	不能完成
		1分	能屈曲但不充分

部位	运动功能检测	分数	评 分 标 准
		2分	能主动屈曲
	(2)手指共同伸展	0分	不能伸
		1分	能放松主动屈曲的手指(能松开拳)
		2分	能充分主动伸指
	(3)钩状抓握	0分	不能完成
		1分	完成不充分
		2分	能主动完成,并抵抗相当大的阻力
	(4)侧捏	0分	不能完成
		1分	拇示指能捏住一张纸,但不能抗拉力
		2分	能牢牢捏住纸
	(5)对捏(拇示指夹住一只铅笔)	评分同 (4)	
	(6)抓握圆柱状物体	0分	不能完成
		1分	能抓住圆柱状物体,但不能抗拉力
		2分	能牢牢抓住圆柱状物体
	(7)抓握球形物体	评分同 (6)	
	9.协调性与速度(快速指鼻试验连续进行5次)		
	(1)震颤	0分	明显震颤
		1分	轻度震颤
		2分	无震颤
	(2)辨距障碍(肘关节0°)	0分	明显或不规则辨距障碍
		1分	轻度或规则辨距障碍
		2分	无辨距障碍
	(3)速度	0分	较健侧慢6s
		1分	较健侧慢2~5s
		2分	两侧相差<2s
下肢			
仰卧位	1.下肢反射活动		
	(1)跟腱反射	0分	无反射活动
	(2)膝腱反射	2分	有反射活动
	2.屈肌或伸肌共同运动		
	(1)髋屈曲	0分	不能进行
	(2)膝屈曲	1分	部分进行
	(3)踝背屈	2分	充分进行

(续　表)

部位	运动功能检测	分数	评 分 标 准
	(4)髋伸展		
	(5)髋内收		
	(6)膝伸展		
	(7)踝跖屈		
坐位	3.部分分离运动		
	(1)膝屈曲	0分	无主动活动
		1分	膝能从微伸位屈曲,但<90°
		2分	膝屈曲>90°
	(2)踝背屈	0分	不能主动背屈
		1分	不完全主动背屈
		2分	正常背屈
站位	4.分离运动(髋关节0°)		
	(1)膝屈曲	0分	髋伸位不能屈膝
		1分	髋不屈曲时,膝能屈曲,但<90° 或发生髋关节屈曲
		2分	能自如运动
	(2)踝背屈	0分	不能主动背屈
		1分	部分背屈
		2分	充分背屈
坐位	5.反射活动		
	膝部屈肌	0分	2~3个反射明显亢进
	膝腱反射	1分	1个反射明显亢进或2个反射活跃
	跟腱反射	2分	反射活跃<1个
仰卧位	6.协调能力与速度(跟膝胫试验连续进行5次)		
	(1)震颤	0分	明显震颤
		1分	轻度震颤
		2分	无震颤
	(2)辨距障碍	0分	明显或不规则辨距障碍
		1分	轻度或规则辨距障碍
		2分	无辨距障碍
	(3)速度	0分	较健侧慢6s
		1分	较健侧慢2~5s
		2分	两侧相差<2s

注:各项最高分为2分,上肢33项,共66分;下肢17项,共34分。上下肢合计100分

表2-2　FMA运动积分意义的判断

运动积分(分数)	分级	意义判断
<50	一	严重运动障碍
50~84	二	明显运动障碍
85~95	三	中度运动障碍
96~99	四	轻度运动障碍

二、功能独立性评定

功能独立性评定(functional independence measure,FIM)为1983年美国物理医学与康复医学会提出的医学康复统一数据系统中的重要内容,是一种残疾患者功能独立程度的评定方法。它不仅评定了躯体功能,而且还评定了言语、认知和社会功能。已经在美国等多国应用,我国亦在应用中。

1.评定内容　FIM的评定内容见表2-3,一共有6项,其中躯体功能4项(1~4)、言语功能1项,其他占1项(表2-3)。评分采用7分制。

表2-3　FIM记录表

	评　　分	
	一　次	二　次
1.自理活动		
(1)进食	——————	——————
(2)梳洗修饰	——————	——————
(3)沐浴	——————	——————
(4)穿上身衣服	——————	——————
(5)穿下身衣服	——————	——————
(6)上厕所	——————	——————
2.括约肌控制		
(1)膀胱管理	——————	——————

（续　表）

	评　　　分	
	一　次	二　次
(2)大肠管理	——————	——————
3.身体转移		
(1)床、椅、轮椅	——————	——————
(2)坐厕	——————	——————
(3)浴盆、淋浴室	——————	——————
4.行进		
(1)步行/轮椅*	┌ 步行 ┤ 轮椅 └ 两者	┌ 步行 ┤ 轮椅 └ 两者
(2)上、下楼梯	——————	——————
运动类评分合计	——————	——————
5.交流		
(1)理解*	┌ 听 ┤ 视 └ 两者	┌ 听 ┤ 视 └ 两者
(2)表达*	┌ 言语 ┤ 非言语 └ 两者	┌ 言语 ┤ 非言语 └ 两者
6.社会认知		
(1)社会交往	——————	——————
(2)解决问题	——————	——————
(3)记忆	——————	——————
认知类评分合计：	——————	——————
总　计：	——————	——————

注：*此处评分，并在所用方式上打√，如为步行，在步行的横线上打√

2.评分标准　　FIM的评分采用7分制,其功能等级和评分标准如表2—4。

表2—4　FIM中的功能水平及评分标准

功　能　水　平	评分
1.独立:活动中患者不需另一人给予帮助(无帮助者)	
(1)完全独立:构成活动的所有作业均能规范地、安全地完成,不需辅助设备或用品,并在合理的时间内完成	7分
(2)有条件的独立:具有一个或多个下述的情况。活动中需要辅助设备;活动需要比正常长的时间,或有安全方面的顾虑	6分
2.依赖:为了进行活动,患者需由另一个人给予监护或身体上的帮助,或者是不能进行活动	
(1)有条件的依赖:患者自己付出50%或更多的努力,他所需的辅助水平如下。	
①监护或准备:患者所需的帮助不多于备用(紧急时用)、 提示或哄劝,帮助者与患者没有身体接触。或者帮助者仅仅需帮他准备必须用品,或帮他戴上矫形器	5分
②最小量接触身体的辅助:患者所需的帮助不多于轻触,他自己能付出75%或更多的努力	4分
③中度的辅助:患者所需的帮助超出轻触或他付出的努力仅为50%～75%	3分
(2)完全依赖:患者付出的努力≤25%,需要最大量的和完全的辅助或者活动根本就不能进行,需辅助的水平又分为:	
①最大量的帮助:患者付出的努力<50%,但至少有25%	2分
②完全辅助:患者付出的努力<25%	1分

3.功能独立分级　　FIM评分最少为18分,最高为126分,根据评分情况,可做下面的分级:

126分:完全独立;

108～125分:基本上独立;

90～107分:极轻度依赖或有条件的独立;

72～89分:轻度依赖;

54～71分:中度依赖;

36～53分:重度依赖;

19～35分:极重度依赖;

18分:完全依赖。

前两级可列为独立；最后3级可列为完全依赖；中央3级可列为有条件的依赖。

三、社区康复肢体残疾功能评定

中国残疾人联合会康复部社区服务指导中心,在指导社区肢体残疾者(包括偏瘫患者)康复训练的工作中,制订了简单、易行的评定标准见表2-5。

表2-5　社区康复肢体残疾功能评定表

领域	项　目	说　　明	分数	评分标准
运动功能	翻身	仰卧与侧卧间的变化	2分	独立完成
			1分	需部分帮助
			0分	完全依赖他人
	坐	保持独立坐位5min	2分	独立完成
			1分	需部分帮助
			0分	完全依赖他人
	站	全脚掌着地站1min	2分	独立完成
			1分	需部分帮助
			0分	完全依赖他人
	身体转移	在床、轮椅、椅子、便器间转移	2分	独立完成
			1分	需部分帮助
			0分	完全依赖他人
	步行或摇轮椅	平地连续走20单步或驱动轮椅50m	2分	独立完成
			1分	需部分帮助
			0分	完全依赖他人
	上、下台阶	连续上、下每级高度约15cm的12级台阶	2分	独立完成
			1分	需部分帮助
			0分	完全依赖他人
生活自理能力	进食	将食物送入口中	2分	独立完成
			1分	需部分帮助
			0分	完全依赖他人
	穿脱衣服	穿脱衣服	2分	独立完成
			1分	需部分帮助

（续　表）

领域	项　目	说　　明	分数	评分标准
			0分	完全依赖他人
	洗漱	洗脸、刷牙、梳头、洗澡任意一项	2分	独立完成
			1分	需部分帮助
			0分	完全依赖他人
	如厕	使用便器,便后清洁	2分	独立完成
			1分	需部分帮助
			0分	完全依赖他人
社会适应能力	交流	对语言、手势、文字、图示等任意一种方式的理解和表达	2分	能
			1分	部分能
			0分	不能
	做家务	从事日常家务劳动任意一种	2分	能
			1分	部分能
			0分	不能
	参加社会生活	上学、劳动、外出活动任选一项	2分	能
			1分	部分能
			0分	不能

注:①满分计26分，每次评定应计算总分;②对训练对象应进行初期、中期、后期至少三次评定，并对结果加以比较;③评定时患者可使用假肢、矫形器及生活自助具等辅助器具

第 3 章

偏瘫常见并发障碍

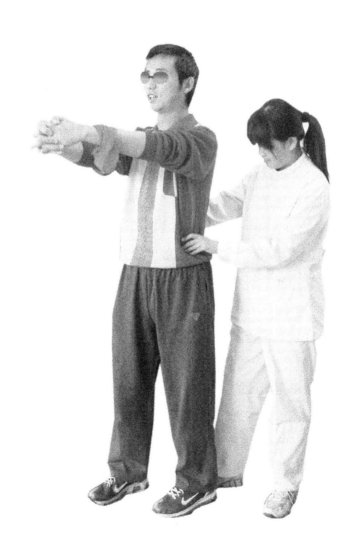

一、肢体异常运动姿势

(一)异常运动表现

偏瘫患者引起的最直接障碍是运动功能障碍,如肢体瘫痪、不随意运动、肌张力异常、协调运动异常、平衡功能障碍等导致的异常运动姿势。

偏瘫是上运动神经元损伤,使低位运动中枢失去其高位中枢的调节,造成被抑制的、原始的低位中枢的各种反射释放,表现为肌张力增高,肌群间协调异常,出现联合反应、共同运动和异常运动模式等。

联合反应是指若用力使身体的某一部分肌肉收缩时,可以诱发其他部位不自主的肌肉收缩,如痉挛期患者行走中费力地抬腿时,患侧肘关节会不自主的屈曲。精神紧张、打哈欠、咳嗽等也可诱发联合反应。

共同运动是指患者期望完成患肢某项活动(如上肢屈曲)时,引发的一种患肢随意活动。这种运动不是单一的运动,而是混杂有不需要的运动成分在内的多种运动成分的共同运动形式。这种运动所引起的动作模式是固定的、不同于正常人的僵硬模式,如患者上肢屈曲时,表现的肩屈曲内收、内旋、肘屈曲、腕与手指屈曲的共同运动模式,故共同运动有时被称为半随意运动。

痉挛是偏瘫患者的又一重要表现。它是上运动神经元损伤的特征之一,偏瘫患者的患侧诸肌均有不同程度的痉挛,因此多数患者躯体的姿势和运动都是僵硬的。上肢表现多为典型的屈肌模式(或称屈肌优势),如肩下降、内收、内旋、肘屈曲、腕与手指屈曲。下肢表现多为典型的伸肌模式(或称伸肌优势),如伸髋、伸膝、足内反马蹄、走路呈划圈步态。典型的痉挛模式见表3-1。

表3-1　典型的痉挛模式

部位	表　现
头部	头部向患侧屈曲、面朝健侧
上肢	肩胛骨后缩,肩带下降,肩关节内收、内旋,肘关节屈曲伴前臂旋后(某些病例前臂旋前), 腕关节屈曲并向尺侧偏斜,手指屈曲、内收,拇指屈曲内收
躯干	向患侧侧屈并旋后
下肢	患侧骨盆旋后、上提,髋关节伸展、内收、内旋,膝关节伸展,足跖屈、内翻
足趾	屈曲、内收(偶有踇趾伸展)

注:上肢表现的是典型的屈肌模式;下肢表现的是典型的伸肌模式

(二)偏瘫肢体运动功能评定

下运动神经元损伤所致瘫痪的恢复过程是肌力不断改善的量变过程,随着肌力的增强,其功能活动也随之改善,故其评价可采用肌力评价法。与下运动神经元损伤所致瘫痪的恢复过程不同,偏瘫上运动神经元损伤所致瘫痪的恢复过程是一个肌张力和运动模式不断衍变的质变过程。单纯优势肌肌力的改善并不一定伴有相应的功能活动的改善,故其评价不宜采用肌力评价法,而通常采用布氏(Brunnstrom)评定法。

布氏对大量的偏瘫患者进行了观察,注意到偏瘫的恢复几乎是一个定型的连续过程,故提出了偏瘫恢复六阶段理论,即弛缓状态(阶段Ⅰ);出现痉挛肌张力、联合反应(阶段Ⅱ);可随意引起共同运动,痉挛明显并达到病程中的极值(阶段Ⅲ);继之出现分离运动(阶段Ⅳ、Ⅴ);最后协调运动、运动速度大致正常(阶段Ⅵ)六个阶段。以此理论为基础,设计了布氏六期评定法(表3-2)。本方法简便易行,应用较广泛,但分级较粗,欠敏感。

表3-2　偏瘫运动功能布氏评定法

上　肢	手	下　肢
Ⅰ期　弛缓,无任何运动	弛缓,无任何运动	弛缓,无任何运动
Ⅱ期　出现联合反应,不引起关节运动的随意肌收缩,出现痉挛	出现轻微屈指动作	出现联合反应,不引起关节运动的随意肌收缩,出现痉挛
Ⅲ期　痉挛加剧,可随意引起共同运动或其成分	能全指屈曲,勾状抓握,但不能伸展,有时可由反射引起伸展	痉挛加剧 1.随意引起共同运动或其成分 2.坐位和立位时髋、膝可屈曲
Ⅳ期　痉挛开始减弱,出现一些脱离共同运动模式的运动 1.手能置于腰后 2.上肢前屈90°(肘伸展) 3.屈肘90°,前臂能旋前、旋后	能侧方抓握及拇指带动松开,手指能半随意、小范围伸展	痉挛开始减弱,开始脱离共同运动出现分离运动 1.坐位,足跟触地,踝能背屈 2.坐位,足可向后滑动,使其背屈>0°
Ⅴ期　痉挛减弱,共同运动进一步减弱,分离运动增强 1.上肢外展90°(肘伸展,前臂旋前) 2.上肢前平举并上举过头(肘伸展) 3.肘呈伸展位,前臂能旋前、旋后	1.用手掌抓握,能握圆柱状及球形物,但不熟练 2.能随意全指伸开,但范围大小不等	痉挛减弱,共同运动进一步减弱,分离运动增强 1.立位,髋伸展位能屈膝 2.立位,膝伸直,足稍向踏出,踝能背屈
Ⅵ期　痉挛基本消失,协调运动大致正常Ⅴ级动作的运动速度达健侧2/3以上	1.能进行各种抓握 2.全范围的伸指 3.可进行单指活动,但比健侧稍差	协调运动大致正常。下述运动速度达健侧2/3以上 1.立位,伸膝位髋外展 2.坐位,髋交替地内、外旋,并伴有踝内、外翻

（三）康复治疗

肢体异常运动姿势的康复治疗方法(见第1章)。利用康复训练技术,通过系统的康复训练矫正患者的异常姿势。主动性康复训练应遵循身体瘫痪恢复的规律,先从躯干、肩胛带和骨盆带开始,按卧位、坐位、站位和步行,以及肢体近端至远端的顺序练习。一般把多种训练在一天内交替进行,有所偏重,逐步提高患者自己控制运动的能力,改善身体运动功能。

偏瘫患者肢体瘫痪的早期为弛缓性瘫痪,多在病后的1～3周之内,有的也可迁延月余。此期患者多病情较重,住医院治疗,治疗的重点是救治患者生命和防治并发症。关于患侧肢体训练,在软瘫期要设法促进肌张力和主动运动的出现;防止肌肉萎缩、关节挛缩和压疮等各种并发症的出现。

在患病的1～3周之后,患者肢体出现痉挛,病情进入恢复期。对肢体训练的要点是降低痉挛,促进分离运动的恢复,改善运动的速度、精细程度和耐力等。同时要注意非瘫痪侧肢体肌力的维持和强化。

1.床上翻身训练　这是最基本的躯干功能训练之一。患者双手手指交叉在一起,患手在上,上肢伸展。先练习前方上举,再练习伸向侧方。在翻身时,交叉的双手伸向翻身侧,头和躯干随着翻转至侧卧位。然后返回仰卧位,再向另一侧翻身(见第1章图1-5、图1-6)。每日进行多次,必要时训练者给予帮助或利用牵拉床栏练习。注意翻身时头一定要先转向同侧。向患侧翻身较容易,很快就可独立完成。

2.桥式运动　目的是缓解躯干和下肢的痉挛,训练腰背肌群和伸髋的臀大肌,为站立做准备。患者取仰卧位,双腿屈曲,足踏床,慢慢地抬起臀部,维持一段时间后慢慢放下(见第1章图1-61);在患者能较容易地完成双桥式运动后,让患者健腿悬空,仅患腿屈曲、患足踏床抬臀称为单桥式运动。如能很好地完成此动作,那么就可有效地防止站位时因髋关节不能充分伸展而出现的臀部后突,提高站立功能。训练初期多需训练者帮助患者固定下肢双足踏床,并叩打刺激患侧臀大肌收缩,抬起臀部。

3.坐位训练　　坐位是患者最容易完成的动作之一,也是预防直立性低血压,训练站立、行走和一些日常生活活动的基础。在上述训练开始的同时就应进行。

由于老年人和较长时间卧床者易出现直立性低血压,故在首次取坐位时,不宜马上取直立(90°)坐位。可用靠背架或背后加枕头的方法,逐渐取30°、45°、60°、80°坐位。如前一种体位能坚持30min且无明显体位性低血压表现,可过渡到下一个高度。如已能达80°坐位30min不发生低血压,则以后取坐位和站位时发生直立性低血压的可能性很小。理论上应避免床上半坐位,以免强化下肢伸肌张力。

坐位训练包括坐位平衡训练和耐力训练。在平衡训练的同时耐力也随之得以改善。进行坐位训练时,要求患者双足踏地或踏在支持台上,足跟要着地,这对预防尖足内翻畸形非常必要。另外,一定要在无支撑或无扶助下练习,否则难以取得好的效果。

静态平衡训练要求患者取无支撑下的床边或椅子上静坐位,髋关节、膝关节和踝关节均屈曲90°,足踏地或支持台,双足分开约一脚宽,双手置于膝上。训练者协助患者调整躯干和头保持中立位坐正,当感到双手已不再用力时,松开双手,此时患者可保持该位置数秒,然后会慢慢地倒向一侧。随后训练者要求患者自己调整身体至原位,必要时给予帮助。静态坐位平衡在大多数患者很快就可完成,然后让患者双手手指交叉在一起(患手在上),伸向前、后、左、右、上方和下方并伴有身体重心相应的移动,此称为自动态坐位平衡训练。当患者在受到突然的推拉外力仍能保持平衡时(被动态平衡),就可认为已完成坐位平衡训练。此后坐位训练主要是耐力训练。

在坐位训练的同时,要进行坐位和卧位的转换训练,即坐起训练。从健侧坐起时,先向健侧翻身,健侧上肢屈曲置于身体下,双腿远端垂于床边后,头向患侧(上方)屈,健侧上肢支撑床慢慢坐起。从患侧坐起时,稍困难些,也要用健侧上肢支撑坐起,不过要求躯干有较大的旋转至半俯卧位。由坐位到卧位的动作相反。

4.站位训练　一般在进行自动态坐位平衡训练的同时开始站位训练。对一般情况较差,早期进行此训练有困难的患者,可先站起立平台(身体绑于起立平台上);躯干功能较好、下肢功能较差者可用长下肢支具。也可利用部分减重支持装置进行站位平衡训练。

起立训练要求患者双足分开约一脚宽,双手手指交叉(患手在上),上肢前伸,双腿均匀持重,慢慢站起。此时训练者应坐在患者前面,用双膝支撑患者的患侧膝部,双手置于患者臀部两侧帮助患者重心前移,伸展髋关节并挺直躯干。坐下时动作相反。要注意防止仅用健腿支撑站起的现象。

静态站位平衡训练是在患者站起后,让患者松开双手,上肢垂于体侧,训练者逐渐除去支撑,让患者独自保持站位(注意站位时不能有膝过伸)。患者能独自保持静态站位后,让患者重心逐渐移向患侧,训练患腿的持重能力。同时让患者双手交叉的上肢(或仅用健侧上肢)伸向各个方向,并伴随躯干(重心)相应的摆动,训练自动态站位平衡。如在受到突发外力的推拉时仍能保持平衡,说明已达到被动态站位平衡,患者可独立站立片刻后就可开始练习床椅转移活动。

5.步行训练　一般在患者达到自动态站位平衡、患腿持重达体重的一半以上,并可独自向前迈步时,开始步行训练。但由于老年人长时间不活动,易出现肌肉萎缩、关节挛缩等失用综合征,且有的患者靠静态站立持重训练,功能改善缓慢,故某些患者步行训练可适当提早进行。必要时使用下肢支具,帮助下肢站立。不过早期步行训练量要小,以不致使患者过度费力、出现足内翻和尖足畸形并加重全身痉挛为度。对多数患者而言,不宜过早地使用手杖,以免影响患侧下肢功能的提高。

在步行训练前,先练习双腿交替前后迈步和重心的转移。多数患者不必经过平行杠内步行训练期,可直接进行监视下或少许扶持下步行训练。步行训练早期常有膝过伸和膝打软(膝突然屈曲)现象,应进行针对性的膝控制训练。如出现患侧骨盆上提的划圈步态,说明膝屈曲和踝背屈功能差,应注意进行膝关节和踝关节的屈曲训练。在能独立步行后,患者可进一步练习上下楼梯(健腿先上,患腿先下)、走直线、绕圈、跨越障碍、上下斜坡及实际生活环境下的实用步行训练。

一般在发病6～12个月或以后,患者功能恢复可达平台期。即使进行训练,患者功能改善也不明显,有学者认为患者此时进入后遗症期。实际上,在这个时期通过技巧学习、使用辅助器具、耐力训练及与环境相互适应等训练,仍可有一定程度的能力提高。对于早期活动少或较长时间卧床者,运动功能恢复可能更慢。只要认真训练,此期患者的运动能力和日常生活活动能力仍可进一步提高。

对于出院回家的患者,由于活动空间限制、家属照顾过多或无暇顾及、患者主动性差等原因,在老年人和移动能力较差者易出现功能和能力的退化,甚至造成卧床不起,故参照原先的训练进行维持性训练是非常必要的。即使那些经训练仍不能恢复步行者,也至少应每日练习翻身和坐起,甚至是被动的坐位,这种最低限度的活动可明显地减少压疮、肺炎等并发症,减少护理工作量。相当一部分患者可通过上下楼梯、远距离步行等,使运动耐力不断提高,活动空间不断扩大,活动种类逐渐增多,生活质量得以提高。但要注意,所有的活动均要在安全的前提下进行,活动量也应逐渐增加,不可冒进。

对不能适应原来生活环境的患者,可进行必要的环境改造,消除通行障碍,如尽量住平房或楼房底层,去除门槛,台阶改为坡道或两侧安装扶手,厕所改为坐式并加扶手,地面不宜太滑或太粗糙,所有用品要方便患者取放和使用等。

患者要定期到医院或社区康复机构接受检查和指导,并力争恢复一定的工作。

(四)偏瘫预后与预防

脑卒中偏瘫一般在发病1个月内恢复最快,2～3个月仍有明显的恢复,多数患者在6~12个月达平台期,故一般把发病12个月以上者称为后遗症期,但某些患者恢复可达1年以上。以失用综合征为主要表现及病情较重者恢复期较长。在病后6个月内约1/3的患者恢复实用手,70%~90%的患者能行走,约50%患者日常生活自理,30%恢复一定的工作。即使在后遗症期,随着运动量的增加和反复训练,运动耐力和步行速度也会进一步地提高,活动空间也会进一步地扩大。随着技巧的掌握、生活辅助具的应用、生活环境的改造与适应等,日常生活能力也会进一步地改善。在部分患者,尤其是恢复较差者和体弱的老年患者,因活动量和活动种类减少,易出现功能和能力的退化。脑卒中偏瘫,尤其是移动能力的预后与病情程度、训练早晚、训练的积极性、病前身体状态、年龄等多种因素有关。

脑卒中首次发病后,20%~40%的病例在5年内复发,有短暂性脑缺血发作、心肌梗死、其他心脏病、高血压和糖尿病等危险因素者复发的可能性更大,故应积极控制脑卒中危险因素,纠正不良生活习惯,防止复发。康复应从急性期开始,尽早开始主动训练,早离床,在不引起异常运动反应的前提下,逐渐增加活动量,以便尽可能地减轻失用综合征。由于失用综合征也影响患者的预后,甚至有些失用一旦形成则很难纠正(如异常运动模式的构筑化或定型化),故早期正确的训练,矫正异常运动模式是非常重要的。

二、痉挛

(一)痉挛主要表现

痉挛是上运动神经元损伤后特征性表现。痉挛的表现在不同患者之间差异很大,严重痉挛时由于随意性运动控制的丧失,患者可出现行走、转移困难,异常坐姿与平衡障碍,且吃饭、穿衣等日常生活活动受限制,个人卫生难以料理。此外,对患者的身心健康将有严重的不利影响。痉挛所致的尴尬可能使患者隔离社会,痉挛性慢性疼痛可致抑郁。偏瘫患者的患侧肢体均有不同程度的痉挛,因此多数患者躯体的姿势和运动都是僵硬的。上肢表现多为典型的屈肌模式(或称屈肌优势),如肩下降、内收、内旋、肘屈曲、腕与手指屈曲。下肢表现多为典型的伸肌模式(或称伸肌优势),如伸髋、伸膝、足内反马蹄、走路呈划圈步态,并且因肌张力增高,有时肢体受刺激会发生颤动,影响身体的活动。

痉挛的评定方法

1.**改良阿氏(Ashworth)评定分级法** 此法是在Ashworth分级法基础上的进一步细化,现较为常用,参见表3-3。

表3-3 改良Ashworth分级标准

0级	无肌张力升高
Ⅰ级	肌张力轻度升高,被动屈伸关节活动之末出现突然卡住或出现小的阻力
Ⅰ⁺级	肌张力轻度升高,被动屈伸关节活动时,在<50%的活动范围内出现突然卡住,或呈现一定的阻力
Ⅱ级	肌张力较明显升高,被动屈伸关节活动时,在>50%的活动范围有阻力,但关节仍易活动
Ⅲ级	肌张力严重增高,被动关节活动困难,但尚能活动
Ⅳ级	关节僵硬于屈曲或伸展位,不能活动

2.**发作频率(Penn)评定分级法** 此法主要通过痉挛发作的程度和频率来区分痉挛的严重程度,其内容见表3-4。

表3-4 Penn痉挛分级法

0级	无痉挛
Ⅰ级	刺激可诱发中度痉挛
Ⅱ级	痉挛发作<每小时1次
Ⅲ级	痉挛发作>每小时1次
Ⅳ级	痉挛发作>每小时10次

3.**踝阵挛评定分级(Zierski)法** 此法通过引发踝阵挛并计数踝阵挛持续的时间来区分痉挛的严重程度。其内容见表3-5。

表3-5　踝阵挛分级法

0级	无踝阵挛
Ⅰ级	踝阵挛时间持续1~4s
Ⅱ级	踝阵挛时间持续5~9s
Ⅲ级	踝阵挛时间持续10~14s
Ⅳ级	踝阵挛时间持续超过15s

（二）痉挛的康复治疗

痉挛有两重性,一方面有限制关节运动,影响运动模式、运动速度,妨碍精细活动和日常生活活动能力,引起关节挛缩、畸形和疼痛不适等不利影响;但在另一方面痉挛的存在对某些患者可能起到有利的作用,如痉挛可减慢肌肉萎缩的速度;由于痉挛使得肌肉萎缩不明显,因而骨突出不明显,从而减少了褥疮的发生;由于阵发性肌肉痉挛的存在,达到了肌肉收缩促进血液循环的目的,可防止发生深静脉血栓;部分患者的痉挛可帮助下肢支撑及保持某种较好的姿势,有利于进行站立、身体转移,甚至帮助行走。因此降低痉挛不一定都有利于人体功能改善,有时甚至有害,故在进行治疗之前,首先应明确治疗的必要性和目的性。因此,在治疗开始前,有必要考虑下列问题:①痉挛能引起功能障碍吗？如腹部痉挛是否影响呼吸;手部痉挛是否影响手功能,不能持物,书写困难;躯干痉挛是否影响患者保持坐位,肢体伸肌或屈肌痉挛是否使关节固定并妨碍站立和行走。②痉挛能影响夜间睡眠吗？③疼痛是明显的主诉吗？④痉挛掩盖了其他并发症吗？⑤这个特定患者的痉挛经治疗后有改善的希望吗？⑥痉挛治疗的好处多于不利影响吗？治疗对患者及照顾者的生活是否有干扰,他们是否有足够时间接受并坚持治疗?⑦哪种治疗更适合病人,是药物治疗、物理治疗、矫形器的应用、手术治疗,还是综合治疗？⑧患者对治疗的要求现实吗？治疗是否必要,达到什么目标,患者是否咨询过可能的后果？⑨如何评估治疗效果等。如果患者的运动控制能力差,减轻痉挛可能并不能改善肢体的活动时,不需要处理。假如患者的下肢只有极少的随意运动控制能力,而他的伸肌肌张力显著增高,那么他可以利用他的痉挛来帮助完成站立,特别是站立轴的转移,这种情况下处理痉挛对其功能则有害无益。反之,患者在痉挛的基础上具有良好的选择性运动控制能力,减轻痉挛可能会显著改善肢体的活动时,应给予积极有效的处理。总之,只有痉挛影响患者身体功能和日常生活活动时才予以处理。

可先用2%利多卡因进行肌内浸润或神经阻滞,或进行局部缺血试验(在患侧肢体近端加一个能充气的血压计袖带,充气加压至收缩压以上,持续20~25min),待痉挛减轻或消失后10min内观察运动功能和日常生活能力有无改善,确定去除痉挛是否有利于功能与能力的改善。

1.去除加重痉挛的诱因　如伤害性刺激(尿道感染、压疮、深静脉血栓、疼痛、膀胱过度充盈、骨折等);精神紧张因素(如焦虑、抑郁);过度用力、疲劳等。

2.运动疗法与理疗

(1)姿势控制:它是利用中枢神经受损后得以活化的各种姿势反射(紧张性反射)来抑制某些肌群的肌张力增加,如各种抗痉挛体位。

(2)手法治疗:此法是由治疗师对患者痉挛的肌肉进行的轻柔地按摩、被动运动及持续牵伸治疗。持续30min的手法治疗对于不同程度痉挛的患者而言可使痉挛缓解30min至数个小时不等。因而推荐每日至少进行2次手法治疗。

(3)肌牵伸:任何使痉挛肌受到持续牵张的活动或姿势均可使相应的肌肉肌张力降低,不过其效果短暂。牵拉可采取主动运动、被动运动、特定姿势及器具(起立平台、支架、夹板等)。对踝跖屈肌痉挛者行斜床站立或站立架站立,是十分有效的缓解痉挛的方法,也可使用悬吊及滑轮系统进行持续牵伸。将持续关节被动运动器(CPM)调整到缓慢并在末端保持30s至1min的模式下进行持续1h的被动运动也可取到一定的缓解痉挛作用。

(4)冷疗和水疗:肌肉在温度降低时,对肌梭有镇静作用,可使肌张力和肌肉痉挛降低。操作方法:把冰块与水混合应用。这种混合物的温度为0℃。治疗部位可浸入冰水中25～30min;难以浸入冰水的身体部位则可行冰水敷布或冰袋冷敷;也可将毛巾浸入冰水中,然后取出并迅即用于身体较大部位以致冷;也可用冰按摩。这些方法均可迅速降低皮肤温度和缓慢地降低肌肉温度减轻痉挛,肌肉温度下降的速度与皮下脂肪的厚度明显相关。较瘦者一般需15min,而较胖者则需30min左右。一旦肌肉被冷却到足以解除痉挛状态时,其效果常可持续1～2h。

热疗、水疗及震动也有一定的短暂降低肌痉挛的作用。在温水池中轻柔、有节律地缓慢地进行被动运动,由于水的温热效应及机械按摩作用亦可使痉挛的肌肉放松。

(5)电刺激疗法

①直肠电刺激疗法:直肠电刺激疗法是用直肠电刺激器放在直肠内用电刺激缓解痉挛的方法。采用棒状电极(纵向电极为4点式,2个正极、2个负极;横向电极为2点式,1个正极、1个负极),长100～150mm,直径20～25mm,肥皂水润滑后置入肛门内,深度80～100mm,电刺激量9～10V,3～160mA,方波脉冲,每次刺激时间1s,间隔29s,共刺激30次,总时间15min。该方法具有安全、操作简单、便捷、有效的优点,但仪器需要特殊制造。

②痉挛肌电刺激疗法:在神经系统任何水平的电刺激,对缓解痉挛都有一定的效果。有报道说,肌肉或神经的外周刺激,对缓解速度敏感性高张力和阵挛的疗效可持续数小时,甚至有报道某些经皮神经电刺激也可降低痉挛。

有人提出痉挛肌及其对抗肌的交替电刺激疗法,利用交互抑制和高尔基腱器兴奋引起的抑制以对抗痉挛。用两路电流交替地刺激痉挛肌及其对抗肌,两路电流的电脉冲出现的时间相差0.1～1.5s,脉冲宽度0.2～0.5ms的方波或一组波群,方波或波群出现的频率为0.66～1Hz,电流强度均以能引起肌肉明显收缩为准。治疗后痉挛起初可缓解24~48h，2~3d治疗1次，随着治疗的进展，缓解肌肉痉挛的时间可能延长。如无上述仪器，也可用正弦调制中频电流刺激痉挛肌的对抗肌。

肌电生物反馈与功能性电刺激也有一定效果。

3.药物治疗 药物是治疗痉挛的首选方法，因为它使用方便，但部分患者有可能发生不良反应，应当注意。

(1)巴氯芬(baclofen)：是一种肌肉松弛药。它是脊髓内突触传递强有力的阻滞药，同时作用于单突触和多突触反射，从而达到缓解痉挛的目的。应用时从每次5mg，开始3/d，每隔一周每次服药量增加5mg，直到痉挛缓解达到目的为止。每日最大量可达120mg。不良反应有恶心、头晕、呕吐、嗜睡、无力、癫痫发作等。如不能耐受，应减量或停药，但应逐步递减。

巴氯芬鞘内注射对于口服药物或其他物理方法如电刺激等不起作用的难治性痉挛以及痉挛伴疼痛的患者是一种较好的方法。现已发明巴氯芬泵，它是在控制下向鞘内注药用量仅为口服用药的1%，在严重痉挛中，此法显示了良好的效果，且没有不良反应和耐药现象。但这种方法需要一定的技术保证。

(2)替扎尼定(tizanidine)：是相对选择性的肾上腺素能受体激动药，有脊髓及脊髓上的降低张力和抑痛作用，疗效类似于巴氯芬和地西泮，但较少有镇静作用。应用时从每次1mg，开始3/d，每周增加1mg，通常每日12~24mg(分3~4次服)的用量已可获得良好的疗效，每天的总量不能超过36mg。

(3)丹曲林(dantrolene)：也是一种肌肉松弛药，其作用机制是干扰兴奋收缩耦联和减弱肌力，是唯一作用于肌肉而非脊髓的抗痉挛药，但作用不如巴氯芬明显。用法为25mg/d，每2周可增加25mg，最大剂量为每次100mg，4/d，6周无效停药。不良反应有嗜睡、轻头痛、腹泻、肝轻度损伤等。

(4)地西泮(daizepam):效果不如巴氯芬,但易于得到,用法从每次2mg,开始2/d,每日增加2mg,直到出现不良反应或达到每次20mg,3/d为止。主要不良反应为嗜睡,口服不良反应大时,可做运动点注射。

(5)可乐定(clonidine):最近有报道用可乐定也能很好地缓解痉挛。剂量为0.1~4mg/d,偶有低血压、嗜睡等不良反应。

(6)其他:吗啡鞘内注射也有可能缓解痉挛。

4.局部用药物 运动点或肌内神经阻滞:麻醉药可阻断神经功能达数小时,化学制剂及化学药物可作用于单支神经而降低局部痉挛,也可产生神经肌肉接点的阻滞使痉挛得以缓解。运动点或肌内神经阻滞最大的优点是可根据每个患者功能障碍的情况,通过控制阻滞点或注射量来去除不需要的非自主痉挛,而同时恢复特定肌肉适当的功能。外科方法及抗痉挛药物等方法都不能达到此效果。阻滞后痉挛的松弛时间为3~12个月,平均6个月。因此,这是处理痉挛非常好的一个方法。对于去除踝阵挛、髋关节内收、手和腕屈肌痉挛非常有效。对于非进行性痉挛,可在2年内通过2~3次注射收到持久稳定的效果,注射后可立即进行日常生活活动和步行训练。

运动点或肌内神经阻滞对于伴有踝阵挛或速度敏感性痉挛的患者效果较佳。非速度敏感性痉挛、屈肌痉挛对神经阻滞效果略差。最常进行阻滞的神经和肌肉是闭孔神经、胫神经、肌皮神经、小腿三头肌、胫后肌、腘绳肌、肱二头肌、旋前圆肌和腕屈肌等。

需要进行肌肉神经阻滞术的患者大致可分为两组。一组是痉挛肢体保存一定功能活动(如步行)的,在这组患者中进行神经阻滞时需要特别小心,以便去除痉挛而又不影响原已存在的功能。另一组是受累肢体无功能,进行神经阻滞的目的只是为了方便护理或提高卫生状况(如大小便),在这组患者中即可进行广泛的神经阻滞。常用的神经阻滞有以下几种。

(1)苯酚(石炭酸)神经阻滞:石炭酸是一种神经崩解剂,贴近周围神经注射后能减少传递至肌肉的神经冲动(多采用运动点阻滞),从而减轻痉挛。

其疗效可持续数月至半年。不良反应有感觉迟钝或丧失及肌肉无力。

此法于1963年由明尼苏达大学应用于临床,由于其有效、便宜,至今仍广泛应用。2%～10%苯酚(Phenol)可阻断痉挛达3～12个月,平均6个月。

操作方法:①神经或神经肌肉接点的定位。采用电针治疗仪,根据解剖位置大致确定阻滞点,阳极固定于体表,用阴极(表面电极)在阻滞点附近寻找,用最小刺激电流能引起相应肌肉最大收缩的位置即是阻滞点的体表投影点,用龙胆紫标识,局部消毒后再用绝缘注射针(除针尖外都有绝缘材料Teflon包裹)连接刺激器阴极,沿标识点刺入体内,继续在深度上寻找阻滞点,当用最小电流能使肌肉发生最强收缩处即为阻滞点;②注药。定位后,每点先注射5%布比卡因0.5～1ml观察疗效,若痉挛缓解满意,次日再用同样方法注入酚溶液,每点注射2ml。市面上一般没有酚溶液出售,用时需自己配制。

(2)肉毒毒素神经肌肉阻滞:肉毒毒素是肉毒梭菌在生长繁殖中产生的一种外毒素,属于高分子蛋白的神经毒素,能引起人和动物肉毒中毒且病死率很高。根据肉毒毒素抗原不同,将其分为A、B、C、D、E、F、G等7个型。A型肉毒毒素(botulinum toxin A,BTXA)研究得最多,也较清楚,20世纪70年代末已被开发并逐步试用于临床以治疗某些神经肌肉疾病。把A型肉毒素直接注入肌内后,其在肌肉内弥散,可迅速地与神经肌肉接头处的胆碱能神经突触前膜受体结合,影响神经传导,从而引起较持久的肌肉松弛。注射后数天起效,作用可持续3个多月,可反复使用,一般采用多点肌内浸润注射。不良反应有局部疼痛和血肿等,但多半轻微而短暂。

在开始肉毒毒素治疗前应遵守以下原则:①在肉毒毒素A使用前,使用者应当确保注射后可进行恰当的康复治疗;②肉毒毒素A使用与否取决于患者的痉挛模式,运动时的痉挛成分,明确治疗目标和达到目标所需的能力;③在治疗之前,患者和家属及其照顾者应给予有关正确的信息,应当同意治疗计划;④肉毒毒素A靶肌内注射应当由临床医生来执行,这样的医生应在诊断与处理痉挛上有经验,具有功能解剖学方面的知识,懂得如何控制剂量;⑤肉毒毒素A注射之后要达到最理想的临床效果,还应结合锻炼程序,肌肉牵伸和(或)夹板应用;⑥临床治疗小组应规范的评估治疗效果,在肉毒毒素A治疗前后都需要进行一系列的评测,帮助患者和照顾者达到他们的目标。

操作方法:①神经肌肉接点的定位。可采用电针治疗仪进行,方法如上述苯酚注射;对于精细部位的注射,则需要肌电图监测引导;对单个或大块肌内的注射可采用反向牵拉指压法于痉挛最明显之肌腹及肌腱—肌腹移行部位定点,每$1\sim3cm^2$一个点。②注药。目前国产的肉毒毒素A为兰州生物制品所生产的A型肉毒毒素粉针剂,每安瓿为50U或100U,用0.9%盐水稀释,根据需要,浓度可为25U/ml、50U/ml、100U/ml,每点注射$0.1\sim0.2ml$,即每点$2.5\sim20U$。1次注射最高剂量成人为400U,儿童最大量为每千克体重12U。剂量的计算以大肌每千克体重$3\sim6U$,小肌每千克体重$1\sim2U$计算。如痉挛肌较大、较多,总剂量已超过1次注射最高剂量,则可把总剂量分在2日注完。注射时常规消毒皮肤,在反向牵拉激发痉挛的状态下进行定点肌内注射,注射中观察心率、血压及出汗情况,注射后6h忌按摩及擦洗,第2日开始强化康复训练。

5.外科方法 主要用于非手术疗法无效的尖足内翻等畸型的矫治,一般用于病后$1\sim2$年以上的患者。当痉挛不能用药物和其他方法很好地缓解时,可考虑用手术行功能性解除。手术应准确针对异常升高的肌张力,而不应损伤残留的运动和感觉功能。因此,手术治疗应慎重选择,手术包括周围神经、肌腱切断,以及畸形矫正等。手术治疗的目的是:

(1)降低过高的肌张力,促进活动功能。

(2)抑制张力反射的释放和保留残留的运动功能,纠正异常姿势。

(3)防止或矫正肌腱挛缩、关节畸形及脱位。

(4)平衡主动肌和拮抗肌,提高残留的自主运动功能。

在手术前,必须由康复科医师请神经内科、骨科及神经外科医师一起讨论,决定手术适合与否,有些上运动神经元疾病如随意运动障碍,手术效果不理想。另外,很重要的一点是要认识痉挛对患者是有利还是有害,确定有害,方可手术。手术大致的种类有:①周围神经切断术。可用于各种周围神经的运动和感觉纤维。在处理下肢痉挛中,胫神经和闭孔神经最常用,上肢周围神经切断较少用。选择性胫神经切断术,主要用于缓解踝关节痉挛;选择性闭孔神经切断术,可用于缓解髋关节屈曲内收痉挛。②肌腱切断术。也可用于治疗痉挛,手术目的是提高运动功能,预防或矫正畸形。腘绳肌腱切断用于缓解膝关节屈曲痉挛;跟腱切断可用于尖足(马蹄足)痉挛;胫后肌腱切断用于足内翻痉挛;内收肌腱切断用于髋内收痉挛等。

三、肩关节半脱位

(一)肩关节半脱位表现

肩关节半脱位在偏瘫患者很常见。其原因有:①以冈上肌为主的肩关节周围肌肉功能低下;②肩关节囊、韧带松弛及长期牵拉导致的延长;③肩胛骨周围肌肉瘫痪、痉挛及脊柱直立肌的影响所致的肩胛骨下旋。患者表现为在放松坐位时可在患侧肱骨头和肩峰间触及明显的凹陷,患肢无力。在患侧上肢活动、全身用力或站起时可减轻或消失。X线下可见肱骨头和肩关节盂之间的间隙增宽。

(二)预防和治疗

1.预防肩关节囊及韧带的松弛延长 维持肩关节于正常位置的组织是关节囊和韧带,偏瘫患者软瘫期在上肢重力的牵拉下,尤其是外力的牵拉下关节囊和韧带易松弛延长、甚至破坏而出现肩关节半脱位,应加以保护。在患侧上肢松弛无力时,患者直立或坐位时患侧上肢应给予支撑,如放在前面的小桌上、使用三角巾吊带托起上肢、保持健手托患手的姿势、他人扶持等。护理和治疗时应避免牵拉肩关节,卧位时注意防止肩胛骨后缩。

2.纠正肩胛骨的位置　　通过纠正肩胛骨的位置,进而纠正关节盂的位置,以恢复肩部的自然绞索机制。关键是抑制使肩胛骨内收、后伸和向下旋转肌肉的肌张力。如手法活动肩胛骨,坐位上肢支撑,卧位防止肩胛骨后缩等。

3.刺激肩关节周围起稳定作用的肌肉　　即用徒手和电刺激等方法增加肩关节周围起稳定作用肌肉的肌张力。

4.维持全关节活动度无痛性的被动活动范围　　进行关节被动运动和自助被动运动,防止出现肩痛和关节挛缩。在治疗中应注意避免牵拉损伤而引起肩痛和半脱位。

四、肩手综合征

(一)症状表现

肩手综合征又称反射性交感神经营养不良。其发生机制尚不清楚。可突然发生,亦可发展缓慢、隐匿。据估计在脑卒中患者发生率为12.5%~70%。较典型的表现是肩痛、手水肿和疼痛(被动屈曲手指时尤为剧烈)、皮温升高,部分伴有足浮肿。重症者晚期可出现手部肌肉萎缩,甚至挛缩畸形。

(二)预防和治疗

1.尽可能地防止引起肩手综合征的原因　　避免患者上肢尤其是手的外伤(即使是小损伤)、疼痛、过度牵张及长时间垂悬和腕部屈曲。在卧位时,患侧上肢可适当抬高。已有水肿者应避免在患侧静脉输液。治疗的主要目标是尽快地减轻水肿,然后是疼痛和僵硬。

2.**向心性加压缠绕** 用一根粗1~2mm的长线,从远端到近端,先缠绕每个手指,最后缠绕手掌和手背,至腕关节以上。随后立即松开。本方法可暂时地减轻水肿。

3.**冷疗** 把肿胀的患手反复地浸泡在冰水中,可逐渐减轻水肿。但较长时间冷疗,因反射性地血管收缩后扩张,反而会使水肿加重,应注意避免。

4.**主动运动和被动运动** 可防治肩痛,维持各个关节的活动度,并能够增加静脉回流。

5.**药物治疗** 星状交感神经节阻滞对早期肩手综合征有效,但对后期患者效果欠佳。可口服或肩关节腔及手部腱鞘内注射类固醇药物,对肩痛、手痛有较好的效果。对水肿明显者可间断口服利尿药。消炎镇痛药物多无效。

6.**手术** 对其他治疗无效的剧烈手痛的患者可行掌指关节掌侧的腱鞘切开或切除术,有利于缓解手指痛和肩关节痛。

五、肩痛

(一)症状表现

肩痛在偏瘫患者中也较多见,一般在脑卒中后1~2个月时出现。其原因可能主要是在肩关节正常运动机制受损的基础上,不恰当地活动患肩,造成局部损伤和炎症反应。起初表现为肩关节活动度终末时局限性疼痛,随着症状加重,范围可越来越广泛,可涉及整个患肩、甚至上臂和前臂。多为运动时痛,重者表现为休息时也痛,严重时影响患者的休息和训练。

（二）预防和治疗

1.合理的体位摆放　按抗痉挛体位摆放肢体，尤其要注意肩胛带的处理，防止上肢下垂及牵拉。

2.抗痉挛及恢复正常肩肱节律　正常情况下，当上肢外展时，肩胛骨的旋转和盂肱关节运动之间是相互配合的。上肢外展超过90°时，肱骨发生外旋是必要的，以便允许肱骨大结节在肩峰突起后方通过，否则两者撞击就会造成局部挤压损伤。在偏瘫患者，由于肌痉挛，当外展患侧上肢时，肩胛骨的旋转落后于肱骨的外展，肩峰突起及喙肩韧带和肱骨头之间的局部组织被机械地挤在肩胛骨和肱骨头之间而受到损伤。因此，在帮助和训练患者患肩外展时，应及时使上臂外旋，防止造成损伤。同时降低肩胛骨周围肌肉的张力，以缓解肌痉挛。

3.增加关节活动范围　进行主动和被动活动以增加关节活动范围。注意被动活动要缓慢，外展至90°时肱骨要外旋。

4.其他　可应用类固醇、抗痉挛药物口服和局部注射，局部理疗。对于后遗症期伴有严重挛缩且肩胛骨固定的肩痛患者可行手术松解。

六、吞咽功能障碍

（一）症状表现

吞咽功能障碍是脑卒中常见的合并症之一，其发生率高达16%～60.4%，可造成水和其他营养成分摄入不足，易出现咽下性肺炎，甚至窒息。即使为轻度，对饮食生活的乐趣、发音清晰的交流等也有不利影响。吞咽功能障碍主要见于球麻痹和假性球麻痹，单侧皮质脑干束受损者也可出现一过性的吞咽功能障碍。

正常的吞咽过程可分为三期。口腔期（由口腔至咽入口处）为随意运动;咽期(由口咽到食管入口处)为反射运动;食管期(由食管入口至胃)为蠕动运动。脑卒中患者为口腔期和咽期障碍。因口唇、颊肌、咀嚼肌、舌及软腭等麻痹,食物从口唇流出,不能被充分咀嚼和搅拌,不能保存在固有口腔并形成食团,舌不能充分上举,口腔内压不能充分升高,食团难以向咽部移动,食管入口处肌肉运动障碍,造成入口开大不全等,阻碍食物进入食管。咽反射差,软腭上抬及喉头上抬不良等导致食物反流入鼻腔或误入气管。

对疑有吞咽障碍者重点检查三叉神经、面神经、舌咽神经、迷走神经及舌下神经有无障碍。在临床上可通过饮水试验和咽唾沫试验进行简单筛选。因30%～40%的吞咽障碍患者无呛咳,必要时可行视频荧光造影检查。

对意识障碍者,先采用非经口摄取营养的方法,同时预防颈部的伸展位挛缩。一旦意识清楚且病情稳定,能服从指示,可进行相应的检查,判断有无吞咽功能障碍。

(二)吞咽功能障碍的处理

1.间接的吞咽训练　患者意识清楚,可取坐位者,即可开始吞咽训练。

(1)基础训练:口腔颜面肌及颈部屈肌的肌力强化,颈部及下颌关节活动度训练,改善运动及降低有关诸肌和全身肌肉痉挛的训练。

(2)改善咽反射的训练:用冷冻的湿棉签反复刺激软腭及咽后壁。

(3)闭锁声门练习:患者双手压在桌子上或墙壁上的同时,训练大声发"啊"。训练随意地闭合声带,可有效地防止误咽。

(4)声门上吞咽:包括让患者充分吸气、憋住、咽唾液,其后呼气,最后咳嗽等一连串训练。这是利用停止呼吸时声门闭锁的原理,最后咳嗽是为了排出喉头周围残存的食物。适用于咽下过程中引起误咽的患者。

2.进食训练　一般在患者神志清楚、病情稳定、有咽反射,并可随意充分地咳嗽后就可练习进食。

(1)进食的体位:躯干后倾位误咽少,程度轻,故刚开始练习进食时,以躯干后倾轻度颈前屈位进食为好。在偏瘫者,健侧在下的侧卧位,颈部稍前屈易引起咽反射,多可减少误咽。另外,颈部向患侧旋转可减少咽部食物残留。

(2)阶段性进食训练:选择训练用食物要考虑到食物形态、黏度、表面光滑度、湿度、流动性、需咀嚼程度、营养成分含量及患者的喜好等。液状食物易于在口腔移动,但对咽刺激弱,易出现误咽;固态食物需充分咀嚼、搅拌,不易移至咽部,易加重口腔期障碍,但易于刺激咽反射,误咽少。既容易在口腔内移动,又不易出现误咽的是均质胶冻样或糊状食物,如蛋羹、面糊、果冻等。一般选用上述种类的食物进行训练为佳,逐渐过渡到普食和水。

(3)进食量:一口进食量以1小汤匙为宜,进食速度不宜过快,每进食一小食团后,要反复吞咽数次,应注意酸性和含脂肪多的食物吸入易发生肺炎。

(4)应定时进行口腔护理,防止食物残渣存留,保持口腔卫生。误咽唾液也是常见的吸入性肺炎的原因。为防止食管反流误吸,在餐后应保持数十分钟坐位。吞咽功能障碍者摄入不足,早期易出现水、电解质紊乱,以后逐渐出现低蛋白等营养不良表现,应密切观察患者的营养状况,对摄入不足者应通过鼻饲等补充。

吞咽功能障碍经1个月左右的训练,90%以上可经口进普食。肺感染和窒息是其常见的死亡原因。

七、挛缩

(一)概述

各种原因导致的关节周围的软组织、韧带和关节囊的病理变化,使关节活动范围受限称为挛缩。有人将关节本身原因造成的活动范围受限称为强直,关节外原因造成的活动范围受限称为挛缩。但有时不予区分,一律称为挛缩。偏瘫患者可以导致挛缩。

有实验证明,人的肩关节固定7d所致的挛缩要治愈需52d,如固定2周则挛缩的治愈需121d,如固定3周挛缩的治愈需要300d,说明短期静止不动可致关节挛缩,时间越长越难于治愈。

挛缩可以是痉挛最严重的后果之一。美国芝加哥康复协会发表的一项研究报告称,脑外伤后相继住院的75名患者中有63名发生了挛缩。Kaplan等研究了在休斯顿康复研究所治疗脑外伤后患者挛缩所需要的费用,在21名相继住院进行脑外伤后挛缩治疗的患者中,每位外科矫形手术的费用介于13 000~21 000美元。尽管处理痉挛本身的费用已相当可观,但是痉挛并发症的治疗费用更昂贵。痉挛患者可能得不到足够的措施来防止挛缩的发生与发展,随着挛缩进一步加重,最终只有外科手术才是惟一有效的治疗手段。因此,挛缩的预防及治疗显得极为重要。

挛缩是软组织、韧带、关节囊病变引起的。而这些结构又大多属于结缔组织之列,关节囊、肌膜属于疏松结缔组织;韧带、肌腱属于致密结缔组织。结缔组织的主要成分是胶原纤维,胶原纤维的结合密度、方式及形态的不同,决定了结缔组织的种类。在疏松结缔组织中,胶原纤维排列疏松,以束的形式分支吻合,成波纹状分散在基质里,所以比较柔软富有弹性。而致密结缔组织中的胶原纤维密集,多按一定的方向排列,比较细密、坚硬。目前认为,肢体固定静止不动发生的关节囊变厚、弹性下降所致的关节挛缩,主要原因可能是关节囊的胶原纤维的结构和组合方式发生变化,造成结缔组织的性质改变所导致的。

关节活动度的保持与关节囊的柔软和弹性密切相关,由于柔软和弹性状态正常,关节可以做多个方向的活动。当关节部位固定制动,关节囊组织转化为致密结缔组织后,局部变硬、弹性降低,再做其他方向的关节运动则很困难,易于固定为某种姿势(挛缩)。康复医学中早期采用运动疗法就是为了防止以上所谈的"不可逆"过程的发生,促进致密结缔组织逆转为疏松结缔组织的过程,从而治疗挛缩。

挛缩的另一个特点是肌性挛缩,其主要病理变化是肌肉的延展性的丧失。肌肉中的肌内膜、肌束膜和肌外膜均为疏松结缔组织,因而可以说肌肉是由胶原纤维网中包埋入肌纤维及肌纤维束而成的。肌纤维为肌肉的收缩成分,肌内膜、肌束膜和肌外膜是与肌纤维并联的弹性成分,对肌肉的长度有限制作用,肌肉长期不活动维持某一使其短缩的体位(如偏瘫患者长期卧床,由于被子的压力瘫痪侧易成腓肠肌短缩的垂足挛缩),会导致肌膜的胶原纤维发生改变,使肌膜弹性下降、硬化。这样由于肌膜的限制,尽管收缩成分仍然正常,整块肌肉的延展性丧失,造成肌性挛缩。其他长期卧床患者也易发生类似的肌短缩挛缩改变。

另外,脑卒中患者因神经功能障碍引发的痉挛导致姿势异常、关节活动减少,是偏瘫患者神经性痉挛性挛缩的重要原因。

(二)挛缩评定

被动关节活动范围检查是评定挛缩的最常用的方法。检查中如发现关节活动范围减少,应注意鉴别是挛缩(非手术方法不能使关节活动范围增大)还是痉挛(缓解痉挛后,关节活动范围可以增大),或者两者兼而有之。可用神经干阻滞法进行鉴别,例如要鉴别是小腿三头肌痉挛还是挛缩,可用2%利多卡因15~20ml行胫后神经阻滞,观察0.5~1.5h,如踝背伸关节活动范围改善则为痉挛,反之则为挛缩。

(三)康复处理

挛缩的实质是结缔组织的异常,其中包括胶原和基质的异常,而两者又是互相影响的。因此,挛缩的康复主要集中在结缔组织尤其是胶原的调控上,在康复医学中治疗挛缩已经积累了丰富的经验。近年来关于挛缩的研究进展很快,因而充实了过去行之有效的疗法的理论基础,也开辟了挛缩防治的新途径。有的手段具有预防挛缩形成的作用,如体位保持、早期活动;有的具有治疗作用,如牵引、动态夹板、外科手术等。兼而有之者有主动与被动关节最大范围的活动及静态与动态夹板等。一般而言,跨过两个关节的肌肉更容易发生挛缩,而且治疗的难度更大,应特别注意防止手蚓状肌、肱二头肌的长头、阔筋膜张肌、腓肠肌、腘绳肌、髂腰肌等双关节肌肉挛缩的发生。

1.被动运动 被动运动是治疗挛缩的最基本、最简单的手段,它既有预防作用,也有治疗作用。

(1)被动运动的方法:间歇性被动运动方法,为治疗师用手工进行,可以用于预防,也可以用于治疗。如已有明显的挛缩时,必须使关节活动范围尽可能达到最大,但是以不引起严重疼痛为限。必须注意到制动后的韧带的强度只及正常的1/3。挛缩较轻的每次运动只需10个反复,但每个反复运动均需在极限位置(屈或伸、外展或内收)停留8～10s;挛缩较重时每次被动运动需连续20～30min。对于有肌肉跨越两个关节的挛缩,应当同时牵伸两个联带关节。对于严重的挛缩,被动运动前应当进行热疗,使组织加温到40～43℃,以改善结缔组织的黏弹性,增加牵伸拉长的效果。被动运动时需要固定关节的一臂,通常是近心端,而活动另一臂。被动活动前进行关节松动可以增加关节活动度,避免软组织的冲击、压迫或撕裂。

牵引:对于已经挛缩的关节,可以通过滑轮进行重力牵引。此法简单,作用力很强,适用于髋、膝等大关节。牵引一般可以持续较久,从0.5～24h不等。必须注意牵引力的大小。牵引力过小为无效治疗,牵引力过大则可能造成骨关节的损伤。一般中度挛缩可以每日牵引2次,每次20～30min,严重者可以增加时间。牵引前可在关节囊或肌肉肌腱结合部施行温热疗,软化组织并增加疗效。

(2)被动运动的注意事项:①被动运动力的大小,一般由有经验的治疗师根据各个患者的情况判断,切记挛缩组织的弹性均较小且脆性较大,不可用力过大而造成新的损伤。对于预防性治疗一般不用大力,不要明显增加患者的疼痛。轻微的疼痛在所难免,可以给予少量镇痛药物。对于顽固的挛缩也不能引起过于剧烈的疼痛,疼痛必然引起肌肉保护性痉挛,加重挛缩的发展。不能使疼痛持续到治疗后2～3h以上,过久的疼痛说明有组织损伤应当减轻运动量。②对于不同的关节应当根据其解剖生理特征进行相应的训练,其中包括运动的起始位、运动的轴向、范围,以及运动前的关节松动等。

2.主动运动

(1)主动运动的临床作用:①保持肌肉的弹性和收缩性,保持肌力和耐久力以防止肌肉的萎缩。但是,无论作为预防还是治疗挛缩的手段,偏瘫患者均因患病的情况而不能充分地主动运动,故在这种情况下,不充分的主动运动只能延缓肌肉结构和功能的恶化,而不能完全防止挛缩。②给肌肉、韧带、关节囊的感受器提供机械刺激,以反馈提高运动控制的能力。③增强心肺功能。若心肺功能不全或生命体征不稳定时则不宜进行主动运动,而只能进行小关节的被动运动。由于疼痛抑制和力量有限,主动运动用于预防挛缩效果较好,而用于治疗则效果较差,且不易在疾病的早期施行。

(2)主动运动的方法:①徒手训练包括步行和日常生活活动,以及防止个别关节挛缩的关节活动范围训练,如关节体操。首先要设立训练的目的,然后示范并引导进行规定的动作,必要时予以保护或帮助,活动的时间视目的而定。②阻力训练包括人工阻力训练和机械阻力训练。人工阻力训练可使用本体感觉神经肌肉易化技术中的主动抑制技术,常用以下三种技术,一是保持-放松技术,在关节活动末端最大抗阻收缩挛缩肌群,持续10s后放松,牵伸挛缩肌群以增加关节活动度到新的范围;二是保持-放松-拮抗肌收缩,在关节活动末端最大抗阻收缩挛缩肌群,持续10s后放松,再进行挛缩肌群的拮抗肌的最大收缩;三是拮抗肌收缩,是使挛缩肌群的拮抗肌最大抗阻力收缩,进而使挛缩肌群放松的方法。以上由治疗师提供阻力,其大小、方向、次数根据病情和经验而定。要进行各个解剖平面的运动或对角线运动,或者个别肌肉的训练。注意稳定肢体以防过度用力,注意鼓励患者最大用力但不能屏气。机械阻力训练包括带器械的训练和在器械上的训练;又分为等长、等张、等速训练,以及向心与离心训练。目的均为增加肌肉的收缩力、耐久力和做功的能力。训练应在治疗师的指导下进行。

(3)主动运动的注意事项:①注意对于心血管病患者和老年人,为减少心血管负荷,防止屏气的危害,不应做等长训练和重阻力训练;②防止疲劳,每次剧烈运动后应有充分的休息时间以消除疲劳;③防止过量,注意控制阻力训练的强度、时间和频率,定期检查肌肉功能是进步还是退步;④防止替代运动,选择合适的体位并稳定肢体位置,防止训练的不是所需的肌肉或关节;⑤注意骨质疏松,导致挛缩的病因往往也导致骨质疏松,而骨质疏松者易导致病理性骨折,故阻力应适当控制在安全范围之内;⑥防止肌肉疼痛,运动后立即肌肉疼痛多因血液和氧供应不足,乳酸和钾堆积,停止运动后恢复较快。运动后24～48h开始疼痛,延续1周后消退者为迟发性疼痛,其原因可能是肌肉或结缔组织的撕裂伤,继以纤维的变性和坏死。用力训练前先牵伸被训练的肌肉,逐渐增加阻力,均有利于预防延迟性疼痛;⑦肌肉关节有炎症或肿胀时不宜进行抗阻力训练。

3.体位保持　有的情况下挛缩难以避免,或者在一定的疾病发展阶段难以避免,如偏瘫患者早期。为了减轻挛缩,或者减轻挛缩的后果,必须使关节保持在"功能位"。

(1)各关节的功能位:肩关节功能位为外展、前屈、内旋。肘关节为屈曲90°、前臂中立位。腕关节为背伸30°、桡偏。掌指关节及近远端指间关节为屈曲45°～60°,拇指与小指为轻度对掌位。下肢各关节的功能位以便于行走为目标,髋为前屈10°～15°,膝屈5°～10°,踝关节为足底与胫骨成90°位。

(2)保持功能位的方法:功能位的保持应该是24h连续进行(必要的治疗时间除外),应列入护理计划之中。预计会发生挛缩时,必须取功能位。对于卧位患者可以用枕头、毛毯等软性织物保持关节的固定。对于有明显挛缩倾向的患者可用石膏或塑料夹板矫形器。卧于硬床可以减少髋、膝屈曲挛缩的机会,足底垫板或用踝托可以预防足下垂。

4.**热疗** 通常在主动或被动运动之前进行热疗,目的在于镇痛、松弛肌肉、减少胶原的黏弹性。几乎各种热疗法均可被采用,包括传导热的水疗、蜡疗、泥疗,辐射热的红外线与热空气浴,内生热的高频电疗与超声。用分米波凹槽型辐射器的加热最深,宜于大关节。但热的作用并不十分简单,加温到40~43℃可以减少胶原的黏弹性,增加其伸展性,减少运动的阻力。加温到65℃时可以使胶原晶态结构破坏,缩短2/3。关节加热后关节液中透明质酸增加,软骨的破坏增加,故热疗对结缔组织的影响仍有不同意见,有待进一步研究。

5.**药物治疗** 挛缩的实质是新生胶原的异常,近年来对胶原代谢的研究进展较多。研究了许多药物干预胶原的合成,加速胶原的降解以防治挛缩,这些药物多属试验阶段,尚无公认的可以广泛使用者。一般可以归类如下供参考。

(1)影响活性类药物:秋水仙碱和长春碱均可抑制成纤维细胞微管的形成,细胞松弛素B可使成纤维细胞的微丝断裂,因而使之不能收缩。但此类药物只对肌成纤维细胞所致挛缩有效,对制动引起的挛缩无效,而且毒性太大,不能临床应用。

(2)影响转录类药物:造成挛缩的胶原组织合成需有一个转录的变化过程。糖皮质激素(氢化可的松和曲安西龙)和干扰素可以抑制此过程,防止挛缩形成。但是糖皮质激素也有不利影响,它可以刺激血管平滑肌合成胶原。

(3)影响合成类药物:一些氨基酸类似物可以代替氨基酸参与合成胶原链,从而破坏胶原合成。此类氨基酸有顺羟化L-脯氨酸等。脯氨酸和赖氨酸羟化酶的抑制药也可抑制胶原合成。

(4)细胞内降解类药物:如前列腺素E可以加强胶原分子在细胞内降解。

(5)影响分泌类药物:秋水仙碱抑制成纤维细胞分泌胶原。

(6)影响成熟类药物:原胶原肽酶抑制药阻止原胶原分子的成熟。

(7)影响交联类药物:β对氨丙腈(β-APN)和青霉胺抑制细胞外赖氨酸氧化,使之不能交联成不溶于水的纤维。此药曾用于硬皮病和肌腱粘连。但全身应用的毒性太大,只能局部应用。

(8)影响降解类药物:新合成的胶原有一部分在细胞内降解。在细胞外只有胶原酶能降解之,且必须有适当的温度和pH。秋水仙碱能促进胶原的分解,曲安西龙(去炎松)可加速胶原的分解。

6.手术治疗   对于严重的挛缩不得不手术治疗,正确手术治疗的效果快而可靠。但是,错误的手术治疗反而加重功能障碍,而且在手术治疗前后仍然必须使用一切康复手段,以减小手术的侵害,增加手术的效果。常用的手术有:粘连松解(包括关节外和关节内的松解,应防止术后再粘连);肌腱延长(适于跟腱挛缩等)。但肌腱延长并不增加肌力,反而可丢失1级肌力,使用不当时能使病情恶化。如有的患者跟腱延长手术后可能使步行能力下降,反而不如术前。因为手术可使小腿三头肌腱松弛,使跖屈时肌无力加重,减小足趾步行的能力。

八、骨质疏松症

骨质疏松症是以骨量减少,骨组织显微结构改变,骨的力学性能下降和骨折危险频度增加为特征的疾病。骨质疏松症根据发病的部位分为全身性和局部性,根据病因又可分为原发性及继发性骨质疏松症。前者占90%~95%,常由于年龄增加或妇女绝经后骨组织的生理性变化所致;后者指由于某些原因而诱发的骨质疏松。在康复工作中,主要针对长期卧床或因各种原因的瘫痪,如偏瘫所导致的运动功能长期减弱和丧失而引起的继发性骨质疏松。

（一）偏瘫后骨质疏松特点

由于偏瘫侧肢体肌肉麻痹,肢体运动受到极大的限制,肌肉收缩对骨骼刺激应力的消失,再加上卧床的免负荷,以及瘫痪后内分泌的改变,骨质疏松是不可避免的。但是随着肢体运动功能的逐渐恢复,运动量的增加,离床站立行走,骨量会逐渐增加,骨质疏松减轻。偏瘫侧肢体的骨质疏松要比健侧肢体严重,病理骨折也多发生在偏瘫侧,因此在进行运动训练时一定要避免暴力。

1. **临床表现**　主要为疼痛、身长缩短、畸形、骨折等。

(1)疼痛:腰背部疼痛是骨质疏松症患者最常见的症状,其特点是在长时间保持固定姿势时以及轻度外伤后加重,应用降钙素类药物治疗对减轻疼痛有效。肩关节疼痛和足跟痛也较为常见。

(2)身长缩短、驼背:当骨质疏松时,椎体内部骨小梁萎缩,数量减少,疏松而脆弱的椎体受压,导致椎体缩短。如果每一个椎体缩短2mm,24节椎体则可缩短4.8cm,从而导致身长缩短。另外,身长缩短,也可由驼背畸形所致,故坐高与身长的比例缩小是骨质疏松症的特点之一。

(3)骨折:骨质疏松症患者的一个重要表现是骨质疏松性骨折,其特点是无外力或轻度的外力作用下均可能发生骨折。骨折好发于胸腰椎、桡骨远端和股骨的近端。股骨颈及股骨粗隆间骨折,是骨质疏松症骨折中症状最重、治疗最困难的一种,预后欠佳。由于股骨颈骨折的不愈合及股骨头缺血坏死,故致残率较高。

2. **辅助检查方法**

(1)X线片诊断法:

①X线片肉眼估计法。骨质疏松患者骨量丢失达30%～50%时才能从X线片确认,对诊断而言为时已晚,且影响因素多难于控制诊断质量,但在双能X线机尚未普及的地区还是可以参考的指标。成人骨的80%为密质骨,20%为松质骨。松质骨对代谢影响变化敏感,故快速骨丢失主要

影响松质骨。应主要观察脊柱,另外是髋关节、跟骨、尺桡骨、锁骨、掌骨、肱骨、胫骨的骨骼密度,骨皮质的形态,骨小梁的数量、形态、分布等。主要依据三点估计骨密度是否降低:即骨组织与其旁的软组织之间的密度差,差大则骨密度高,差小则骨密度低,无差异则骨密度最低;骨小梁的粗细和密集度,粗而密集则骨密度高,反之则骨密度低;骨皮质的大体厚度,厚度大则骨密度高,反之则骨密度低,当骨小梁稀疏,皮质呈线状,则为严重骨质疏松。

②胸腰椎X线片。骨质疏松患者常因腰背痛来就诊,拍摄胸腰椎正侧位X线片,可见椎体骨密度降低,横行骨小梁减少或消失,纵行骨小梁稀疏或消失,椎体与椎间盘间密度差减小,终板变薄,重者椎体边缘硬化,椎体呈楔形、扁平状,或鱼嘴状改变。椎体骨小梁分度法,分为5度。

0度:正常。

Ⅰ度:终板的髓腔面有明显改变。

Ⅱ度:纵行骨小梁明显,终板变薄。

Ⅲ度:纵行骨小梁变细、稀少,终板更薄。

Ⅳ度:纵行骨小梁消失,椎体畸形压缩。

脊柱压缩骨折的分度法,尚未统一。脊柱骨折分为4度。

0度:正常。

Ⅰ度:轻度畸形,椎体前、中、后任何高度减少20%~25%,侧位片椎体面积减少10%~20%。

Ⅱ度:中度畸形,椎体前、中、后任何高度减少25%~40%,侧位片椎体面积减少20%~40%。

Ⅲ度:重度畸形,椎体前、中、后任何高度减少40%以上。侧位片椎体面积减少40%以上。

③股骨X线片。1970年Singh根据股骨颈X线片的骨小梁分布多少分为Ⅰ级到Ⅶ级密度。股骨颈骨小梁分为应力线与张力线。主应力线骨小梁,由股骨颈内侧皮质伸向股骨头负重面,骨小梁粗大排列紧密。次应力

线骨小梁,起自小粗隆部伸向大粗隆及股骨上方。主张力线骨小梁起自大粗隆下外方骨皮质,似抛物线向上内方向行走,穿过股骨颈上部,止于股骨头内缘,是张力线骨小梁中最粗者。次张力线骨小梁起自主张力线下方的外侧骨皮质,向上内行止于股骨颈。由主应力线、次应力线、主张力线三者的骨小梁围成一三角形,称为Ward三角。

Singh指数根据骨小梁密度分级。

Ⅶ级:全股骨颈骨小梁的骨密度均匀性高,Ward三角骨密度也不减低。

Ⅵ级:除Ward三角骨密度较低,其余部分骨小梁密度不低。

Ⅴ级:Ward三角和次应力线骨小梁密度减低。

Ⅳ级:Ward三角和次应力线骨小梁密度明显减低,主张力线骨小梁的外侧部密度轻度降低。

Ⅲ级:骨密度除同于Ⅳ级外,主张力线骨小梁的外侧密度明显降低,且中间部骨小梁骨密度轻度减低。

Ⅱ级:在Ⅲ级骨密度基础上,除主应力线骨小梁密度较好保持,主张力线骨小梁的内侧部有一部分保留,其余骨小梁密度明显减低。

Ⅰ级:全股骨骨小梁都明显减低,仅主应力线骨小梁少许存留。

Ⅲ级以下为骨质疏松。

(2)骨密度测量:国外认为骨质疏松者的骨矿物质含量与同性别、同骨峰值年龄健康人相比,低于2.5个标准差(sD)可诊断为骨质疏松症(表3-6,1993年WHO推荐标准),而国人与白种人不同,低于2个标准差(sD)就

表3-6　骨质疏松的骨密度分期定义

基本正常	骨密度低于同性别骨峰值 $<1sD$
骨量减少	骨密度低于同性别骨峰值 $1\sim2.5sD$
骨质疏松	骨密度低于同性别骨峰值 $>2.5sD$
严重骨质疏松	骨密度低于同性别骨峰值 $>2.5sD$伴骨折

可以诊断为骨质疏松症。骨密度:指单位横径的平均骨矿物质含量,又称面密度,单位用g/cm^2表示。

①单光子吸收法(Single Photon Absorptiometry,SPA)。此法由Cameron 1963年首创,是用体外放射性同位素的射线在穿透骨组织时,其能量由于骨矿物质的吸收而衰减,衰减程度与骨矿物质的含量有关,骨矿物质含量的数值可从测量仪中得出。测量部位以桡骨和尺骨中远1/3交界处最多,重复性最好。但无法分别测量松质骨及皮质骨,不能测量软组织不恒定的躯干及髋部。大约30%的脊柱骨质疏松的患者SPA桡骨骨密度正常,因此,SPA并不能满足早期诊断的需要。

②双能X线吸收法(Dual Energy X-ray Absorptiometry,DEXA)。双能X线骨矿物质测量仪1987年问世,其基本原理同SPA,但弥补了SPA不能测量软组织厚度大和密度不均部位的缺陷,已得到广泛使用。除了可以准确地测定脊椎和股骨的骨矿物质含量之外,可以较快地、准确地进行全身骨矿物质含量的测定,并可分析评价肌肉和脂肪组织的含量。它也可以进行选择性局部测定,如前臂和跟骨等。尤其是在进行侧位脊椎测定时,它可以排除脊椎后方致密骨成分和主动脉的影响。

③定量CT法(QCT)。QCT即定量CT骨矿物质含量测定,20世纪70年代应用于临床,是目前惟一可以在三维空间测量骨密度而得出真实体积骨密度的方法。它的最大优点是可将皮质骨和松质骨完全分离,单独地测定小梁骨的变化及脊椎中纯小梁骨的转换率。因此在诊断和监测病情变化中应用QCT法有很大的优点。但患者接受的射线剂量较大,为SPA的50~100倍,为DEXA的30~50倍,其准确度也较其他的骨密度测量方法稍差,准确度为5%~10%。

(3)临床生化检查法:骨代谢的改变往往能反映骨细胞、成骨细胞和破骨细胞的活动变化及骨基质、骨矿物质的代谢变化。测定血、尿矿物质的变化及骨胶原和非胶原成分的变化,对于判定骨代谢的状态和骨更新率的快慢是有重要价值的。但对于骨质疏松来说,由于骨基质骨矿物质含量的减少是非常缓慢的,因而其骨细胞活性指标和骨矿物质含量变化的指标往往是不明显的,目前在诊断上采用的指标主要有血钙、磷和碱性磷酸酶等的测定。

①骨碱性磷酸酶。血清中骨碱性磷酸酶水平变化可以估价骨代谢的改变。实验证明,骨质疏松患者血清中骨碱性磷酸酶水平显著增高。

②血清总钙和游离钙。血钙主要以3种形式存在,即离子钙、蛋白结合钙和与小分子阴离子结合的钙。离子钙约占血清总钙的47%,具有钙的生理活性。血清钙与年龄有关,40岁以上的成年人,随着年龄的增加,血清钙有逐渐下降的趋势。

③血清无机磷。磷在人体内的含量仅次于钙,骨组织中所含的磷主要以无机磷的形式存在,即与钙和其他成分构成羟磷灰石。生化测定中的血清磷是指血清无机磷,骨质疏松后无机磷含量下降。

3.诊断标准　　骨矿物质含量的高低是诊断骨质疏松症的重要参数之一。但由于不同年龄、不同性别的人群骨矿物质含量的正常值不同,因此除骨矿物质含量外,还应结合年龄、性别、临床表现以及实验室检查等多项指标综合分析。可采用表3-7中的诊断标准综合分析。

表3-7　骨质疏松症综合分析诊断评分指数及诊断标准

指 标	诊断指数	评分	指 标	诊断指数	评分
骨量减少	低1个标准差	2	临床表现	腰背痛等症状	1
	低2个标准差	3	血Ca、P、AKP	正常	0
骨折	脊椎	2		1项异常	1
	股骨上部	3		2项以上异常	2
	桡骨	2	诊断标准	无骨质疏松症	<4
年龄	女>56岁	1		可疑	5
	>70岁	2		Ⅰ度	6
	男>72岁	1		Ⅱ度	7
	>88岁	2		Ⅲ度	8

(二)康复治疗

1.治疗目标

(1)近期目标:

①缓解因疼痛所致功能障碍,改善患者的生活质量。

②抑制过快的骨吸收,减少骨量丢失。

③降低骨折率。

(2)远期目标:

①改善骨质量,增加骨小梁的联结性以生成新的骨小梁。

②增加骨的修复力。

2.治疗方法

(1)饮食疗法:

①均衡饮食。

②进食足够富含钙质的食物,如乳品类、豆制品类、海产类、蔬菜类、坚果类及其他添加钙食品。

③从食物或晒太阳中吸取充足维生素D,有助于钙质吸收。

④适量进食肉类(每天少于200~300g),以免吸取过量蛋白质,增加钙质流失。

⑤每天进食1~2个水果,其中以橙、柑、西柚、奇异果较佳,因其含有丰富维生素C,有助骨骼健康。

⑥减少用盐量及少吃腌制食物,如榨菜、腊味、罐头食品等,可减少钙质流失。

(2)药物治疗:骨质疏松症的治疗药物从治疗机制上可分为抑制钙吸收的药物、增加骨量的药物和促进骨形成的药物三类。

①性激素疗法,常用药物有以下几种。

尼尔雌醇(nilstriol):2周2mg,使用3~6个月加安宫黄体酮5mg/d,共10d。

利维爱(livial):是一种仿性腺甾体激素,在同一结构中含雌性激素、孕激素和雄性激素。每天1/2～1片,4～8周可控制更年期症状,连续服用3个月可获得最佳效果。

倍美力(premarin):是现在使用的惟一的一种天然雌性激素。0.625mg/d,共25～28d,在用药15～28d后加服安宫黄体酮2～4mg/d。经皮肤给药雌二醇方式有两种,一是雌二醇乳胶每日涂腹部共24d,用药14d后加服安宫黄体酮5mg/d。另一种是雌二醇薄膜,1～2贴/周,贴于腰或臀部,每月第11～25d加用孕激素。

雄性激素(andrgen)和蛋白同化激素:雄性激素可通过蛋白同化作用可以促进骨形成,雄性激素的减少也是骨质疏松症的发病因子之一。

②补钙。绝经后妇女比绝经前钙的摄取量需增加约1.5倍。大量摄取钙时,在血钙自稳系统作用下,过剩钙不被肠道吸收;而钙摄取量不足时,肠道钙吸收率增加,再不足时会动员骨钙而使骨盐量降低。因此,钙摄取量不足的人极可能发生骨质疏松症。一般膳食钙摄取量为600mg/d,绝经后妇女应补充钙剂500～600mg/d。如户外活动少,日照不足的妇女,在补钙时应适当补充活性维生素D。常用钙制剂有以下几种。

碳酸钙:作为补钙的常用药,含钙量高,不良反应小,价廉。钙尔奇D,每片含元素钙600mg,含维生素D_3 125U。

乳酸钙片、葡萄糖酸钙:是有机钙,水溶性好,但含钙量低,要达到每日需要量1000mg,服用量太多,如钙素母需62片、维他钙65片、多种钙片34片。

磷酸钙片:市场有磷酸氢钙片,每片含元素钙70mg,吸收依靠胃酸,对甲状旁腺功能减退和肾衰竭病人不宜。

枸橼酸钙:含钙量21.1%,水溶性好,生物利用度也较碳酸钙高,吸收不依赖胃酸,适用于胃酸分泌不足的老年人。

活性钙:将天然贝壳经高温煅烧,电解法转化为氧化钙、氢氧化钙,为强碱性,对胃肠道刺激性大,必须与食物同服。此外,大都含有超标的砷、铅、镉等有害元素。

氨基酸螯合钙：市场销售有美国矿维公司的"乐力"(Osteoform)，是钙及多种微量元素通过配位键与氨基酸形成螯合物，并辅以维生素D和维生素C制成的复合剂。每粒含元素钙275mg。吸收率高，不良反应小。

③二膦酸盐：二膦酸盐可抑制破骨细胞的骨吸收。目前已合成生产的有第一代的羟乙膦酸钠(etidronate，邦得林)、氯甲二膦酸盐(clodronate，骨磷)，第二代的(pamidronate，阿可达，博宁)及第三代的阿仑膦酸钠(alendronate，福善美)等药物。第三代的二膦酸盐在抑制骨吸收方面是第一代二膦酸盐的500～1000倍、第二代的5～10倍。目前常用的二膦酸盐有羟乙膦酸钠(邦得林)，在治疗骨质疏松症时用周期性序贯疗法，每个周期13周，前2周服邦得林，每次200mg，2/d，在上午10h和下午4h餐间服，后11周服钙剂，可反复用药8个周期。福善美是高效、安全的骨吸收抑制药，能抑制破骨细胞的活性，降低骨转化率，增加骨量和骨力学强度。用法为10mg/d，清晨空腹服用，需一满杯白开水送服，至少30min后方可进食。老年人及肾功能轻中度不全的人不需调整剂量。应连续用药，停止治疗后骨转换指标3周后回到基线，福善美对骨吸收的抑制作用在3～6个月内消失。

④降钙素类：降钙素对骨的作用，一是直接抑制骨盐溶解，使原始细胞转变成破骨细胞的过程受到抑制；二是加速破骨细胞向成骨细胞转化，使溶解过程减弱，对骨形成有促进作用，并有中枢性止痛作用，短期(4周)连续应用可缓解骨质疏松引起的疼痛。长期应用保持骨量不下降或略增加。降钙素是比较安全的药物，不良反应发生率低，但仍然有休克及消化系统、神经系统、泌尿系统的不良反应。对过敏体质者和支气管哮喘者慎用，对孕妇和哺乳期妇女不宜使用。一般治疗初期可能会有短暂的面部潮红、恶心及呕吐等现象。只要注射方式改为皮下，并于夜间给药，这些不良反应便可减轻。经鼻腔给药的不良反应比注射方法少很多。目前临床上使用的降钙素有：

鲑鱼降钙素(miacdlcic，密钙息)：50～100U肌内注射，1/d，连续7d

后改为每周1次。疗程长短根据病情反应而定。鼻喷剂每次50U,每日喷1～2次。

鳗鱼降钙素(elcatonin,益钙宁):10U肌内注射,一周2次或20U肌内注射,每周1次,疗程相同。

⑤活性维生素D衍生物:骨质疏松症患者的负钙平衡原因之一是由于肠道钙吸收障碍,影响肠道钙吸收最重要的激素是活性维生素D[1,25(OH)$_2$D$_3$],因此产生活性维生素D少时,在食物中含钙量虽较多,也会使钙吸收降低。活性维生素D的作用是促进肠道钙吸收,促进骨组织的骨吸收和骨形成,并有直接调节肾脏的钙重吸收、甲状旁腺素分泌及骨细胞分化作用。

目前活性维生素D已成为治疗骨质疏松症应用较多的药物之一。因为老年人肠道钙吸收比年轻人低,而活性维生素D可以促进肠道钙吸收,所以对老年人补充少量活性维生素D很有必要,且对改善骨质疏松症有效,对腰背痛有效。此药用于骨质疏松症的治疗是一种补充疗法,长期给药以少量为好,应与钙剂和其他药物合用。1,(OH)D$_3$用于骨质疏松症,一般0.5～1μg/d,分1～3/d口服,按病情增减。1,25(OH)$_2$D$_3$(钙三醇)用0.3～0.5μg/d口服。一般治疗骨质疏松症的活性维生素D的用法是0.5μg/d口服;1,(OH)D$_3$用0.75～1μg/d。长期服用小剂量比较安全。

⑥氟化物:氟是人体骨生长和维持所必需的微量元素之一。氟已用于脊柱骨质疏松性骨折治疗,是有效的骨形成刺激药。特乐定(tridin)每片含氟离子5mg,15～20mg/d,但不良反应较多,不宜长期给药。

⑦甲状旁腺素(简称PTH):PTH的主要生理作用是调节血钙浓度,可保持血钙浓度相对稳定。

(3)物理疗法

①运动疗法。通常对早期康复的认识只停留在防止肌肉萎缩、关节僵直、关节挛缩畸形和恢复全身的健康状况上,而对预防和治疗骨质疏松的重要性未被人们足够的重视。因此要提高这方面的认识,使患者能

积极地配合和参与,进行各种必要的运动训练。对于需要卧床时间长的患者更应予以重视。

运动疗法的原则和注意事项:对于长期卧床的患者,只要病情允许就要尽早进行运动疗法训练;运动疗法应循序渐进,运动量应逐渐增加,运动范围应从小到大;根据病情安排运动项目;不需要固定的肢体和关节要尽早活动训练;只要病情允许应尽早在床上坐起活动,有条件离床时应练习负重站立和行走;主动运动为主,被动运动为辅,对瘫痪或麻痹的肢体应进行被动运动训练;从事运动训练的工作人员及家属一定要了解病情,禁止暴力,避免软组织损伤及骨折,尤其对挛缩关节进行被动训练时更应注意;当进行移乘或站立负重行走时一定要小心,避免跌倒造成骨折;运动训练时,适当应用一些辅助器具,如哑铃、拉力器、沙袋、脚踏车、拐杖、助行器、斜床、各种矫形器和牵引设备等。

常用运动训练的方法,有主动运动训练和被动运动训练两种。主动运动训练包括关节活动度的训练、坐立训练、站立负重训练及步行训练。坐立训练是指不需要绝对卧床时就应该鼓励患者在床上坐立,这对患者的精神状态、饮食等各方面都有促进作用,坐立后脊柱开始承重,腰背肌收缩运动加强,上肢的活动量也相对增加,对预防骨质疏松是非常有利的;站立负重训练指偏瘫患者可利用斜床将患者双膝及胸部固定在斜床上进行站立负重训练,每天要坚持2h以上;步行训练可应用平衡杠、拐杖、助行器具进行步行训练。被动运动训练指对患者要进行被动的关节活动训练。它不仅可以防止关节挛缩、畸形,还对预防骨质疏松有利。

②紫外线照射。众所周知,钙的顺利吸收和正常代谢与骨的形成有密切关系,而钙的吸收又与维生素D有密切关系。紫外线照射对于形成维生素D有重要作用,因此,治疗骨质疏松症时配合应用人工紫外线照射,常可收到更好的效果。

第 4 章

偏瘫常用康复评定方法

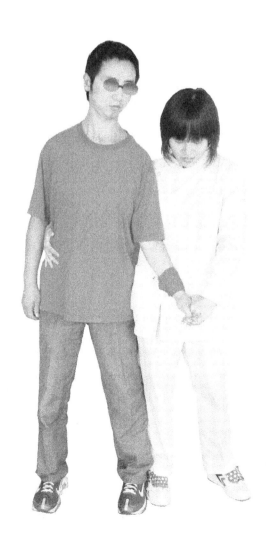

偏瘫患者的康复评定是康复治疗的基础,没有评定就无法规划实施康复治疗和评价治疗效果。通过康复评定以客观、准确地评定功能障碍的性质、部位、范围、程度,找出问题点,并估计其发展、预后和转归,设计康复目标,制定出切实可行的康复治疗措施。

一、康复评定的特点

(一)评定的分期

1.**初期评定**　在康复治疗初期完成。目的是全面了解患者功能状况和障碍程度、致残原因、康复潜力,据此确定康复目标和制定康复治疗计划。

2.**中期评定**　在康复治疗中期进行。目的是经过康复治疗后,评定患者总的功能情况,有无康复效果,分析其原因,并据此调整康复治疗计划。中期评定可进行多次。

3.**后期评定**　在康复治疗结束时进行,目的是经过康复治疗后,评定患者总的功能状况,评价康复治疗的效果,提出重返家庭和社会需做进一步康复治疗的建议。

(二)评定应当做出的判断

1.**患者主要的运动功能障碍和种类**　通过评定可了解患者的功能障碍是什么,问题点在哪里,如关节活动受限、肌力低下、运动模式异常等,从而可有针对性的决定采取何种康复治疗措施。

2.**患者功能障碍程度**　对于患者功能障碍不仅应了解其种类,还应判断其程度。患者功能障碍的严重程度,常以其独立程度的受损为标准。一般独立程度分为四级,即完全独立;大部分独立(小部分依赖),需少量帮助;大部分依赖(小部分独立),需大量帮助;完全依赖。

3.**确定康复治疗目标** 对患者功能障碍的种类、严重程度和主要功能障碍有了正确全面的了解以后,治疗的重点即可明确,通过康复治疗和训练,预期使患者的功能障碍恢复到何种水平,这种水平即是治疗需要达到的目标。后者应有明确的指标,最基本的指标是患者的生活自理能力的恢复水平。其次是对家庭及社会的适应能力恢复程度等。治疗目标又可分为:

(1)近期目标:是康复治疗初步阶段的目标。

(2)中期目标:是康复治疗过程中,分阶段应达到的目标。

(3)远期目标:是患者最后回归家庭和社会后所能达到的功能水平。

4.**决定运动治疗措施的先后顺序** 根据功能障碍的主次,对康复治疗的先后顺序做出合理的安排。影响患者生活自理能力最严重的和患者感到最痛苦及最迫切希望解决的问题应予优先考虑。

二、一般情况检查

一般检查是对偏瘫患者的全身状态的概括性观察。这种检查方法以视诊为主,但当视诊不能满意地达到检查目的时,可配合使用触诊学。一般检查内容主要包括体温、呼吸、脉搏、血压、发育与营养、意识状态、面容表情、体位姿势、步态、皮肤、关节等。

对患者应做全身检查,脱去外面衣裤,充分暴露受检部位。在良好光线之下查看肢体畸形的部位和程度,患者静态姿势有无异常,肌肉有无萎缩,肢体力线有无改变等。然后检查患者动态情况,尤其注意上下肢活动与功能情况。让其从坐位站起,单腿站立,上下肢做各方向主动运动、行走等,观察其姿势、步态及患肢承重的异常情况。同时也应注意脊柱有无侧弯,骨盆有无倾斜等,如有则应记录。

三、手法肌力评定

肌力检查是运动疗法中常用的评定技术。肌力是指肌肉收缩的力量,肌力检查是测定受试者在主动运动时肌肉或肌群的收缩力量,借以评定肌肉的功能状态。

肌力检查在肌肉、骨骼、神经系统病变中尤为重要。肌力测定的主要目的是:判断有无肌力下降及肌力下降的程度与范围,为制订治疗、训练计划提供依据;定期检查神经肌肉病变的恢复程度和速度,以检验治疗训练的效果。

手法肌力检查(manual muscle test,MMT)是一种不借助任何器材,仅靠检查者徒手对受试者进行肌力测定的方法,这种方法简便、易行,在临床中得到广泛的应用。

(一)手法肌力评定方法及结果

1.**方法** 施行MMT时,应让受试者采取标准受试体位,对受试肌肉做标准的测试动作,观察该肌肉完成受试动作的能力,必要时由测试者用手施加阻力或助力,判断该肌肉的收缩力量。

2.**结果及记录** 将测定肌肉的力量分为0、1、2、3、4、5级。每级的指标是依据受试肌肉收缩时所产生的肌肉活动,带动的关节活动范围,抵抗重力和阻力的情况而定。

0级:受试肌肉无收缩。评定结果为全瘫,肌力为正常肌力的0。

1级:肌肉有收缩,但不能使关节活动。评定结果为微有收缩,肌力为正常肌力的10%。

2级:肌肉收缩能使肢体在去除重力条件下做关节全范围活动。评定结果为差,肌力为正常肌力的25%。

3级:肌肉收缩能使肢体抵抗重力做关节全范围活动,但不能抵抗外加阻力。评定结果为尚可,肌力为正常肌力的50%。

4级:肌肉收缩能使肢体抵抗重力和部分外加阻力。评定结果为良好,肌力为正常肌力的75%。

5级:肌肉收缩能使肢体活动抵抗重力及充分抵抗外加阻力。评定结果为正常,肌力为正常肌力的100%。

在实际工作中上述的肌力6级评定法有时显得粗略,此时可使用更详细的标准:

0级:无肌肉收缩,完全瘫痪。

1级:有轻度肌肉收缩,但不产生关节活动。

2$^-$级:不抗重力时,有关节的起始动作。

2级:不抗重力时,有完全的关节活动范围。

2$^+$级:抗重力时关节活动范围<50%。

3$^-$级:抗重力时关节活动范围>50%,<100%。

3级:抗重力时,有完全的关节活动范围。

3$^+$级:抗重力、抗最小阻力时有完全的关节活动范围。

4$^-$级:抗中度阻力,关节活动范围>50%,<100%。

4级:抗中度阻力,有完全的关节活动范围。

4$^+$级:抗中度阻力有完全的关节活动范围,活动末期可抗较大阻力。

5$^-$级:抗最大阻力时,关节活动范围>50%,<100%。

5级:抗最大阻力时有完全关节活动范围。

(二)主要肌肉力量的手法检查

1.上肢主要肌肉力量的检查方法 见表4-1。

表4-1　上肢主要肌肉力量的手法检查

肌　肉	检查方法与评定		
	1 级	2 级	3、4、5 级
三角肌前部 喙肱肌	仰卧或坐位,尝试屈曲肩关节时可触及三角肌前部收缩	向对侧侧卧,受检上肢放于滑板上,肩可主动屈曲	坐位,肩内旋,屈肘,掌心向下,肩屈曲,阻力加于上臂远端
三角肌后部 大圆肌 背阔肌	俯卧,尝试后伸肩关节时,可触及大圆肌、背阔肌收缩	向对侧侧卧,受检上肢放于滑板上,肩可主动伸展	俯卧,肩伸展30°～40°,阻力加于上臂远端
三角肌中部 冈上肌	仰卧,尝试肩外展时可触及三角肌收缩	仰卧,上肢放于滑板上,肩可主动外展	坐位,屈肘,肩外展至90°,阻力加于上臂远端
冈下肌 小圆肌	俯卧,上肢在床缘外下垂,试图肩外旋时在肩胛骨外缘可触及肌肉收缩	俯卧,肩可主动外旋	俯卧,肩外展,屈肘,前臂在床缘外下垂,肩外旋,阻力加于前臂远端
肩胛下肌 大圆肌 胸大肌 背阔肌	俯卧,上肢在床缘外下垂,试图肩关节内旋时,在腋窝前、后壁可触及肌肉收缩	俯卧,肩可主动内旋	俯卧,肩外展、屈肘,前臂在床缘外下垂,肩内旋,阻力加于前臂远端
肱二头肌 肱肌 肱桡肌	坐位,肩外展,上臂放于滑板上,试图屈曲肘关节时可触及相应肌肉收缩	位置同左,肘关节可主动屈曲	坐位,上肢下垂,屈曲肘关节,阻力加于前臂远端 测肱二头肌前臂旋后位 测肱肌前臂旋前位 测肱桡肌前臂中立位
肱三头肌 肘肌	坐位,肩外展,屈肘,上肢放滑板上,试图伸肘时可触及肱三头肌活动	体位同左,肘关节可主动伸展	俯卧,肩外展、屈肘,前臂在床缘外下垂,伸肘关节,阻力加于前臂远端
旋后肌 肱二头肌	俯卧,肩外展,前臂在床缘外下垂,试图前臂旋后时可于前臂上端桡侧触及肌肉收缩	体位同左,前臂可主动旋后	坐位,屈肘90°,前臂旋前位,做旋后动作,握住腕部施加反方向阻力
旋前圆肌 旋前方肌	俯卧,肩外展,前臂在床缘外下垂,试图前臂旋前时可在肘关节下、腕上触	体位同左,前臂可主动旋前	坐位,屈肘90°,前臂旋后位,做旋前动作,握住腕部施加反方向阻力

（续　表）

肌　肉	检查方法与评定		
	1　级	2　级	3、4、5　级
	及肌肉收缩		
尺侧屈腕肌	坐位,试图做腕掌侧屈及尺侧偏时可触及其肌腱活动	体位同左,腕可掌屈及尺侧偏	体位同左,屈肘,腕向掌侧屈及尺侧偏,阻力加于小鱼际
桡侧屈腕肌	坐位,屈肘伸腕放于滑板上,试图腕关节屈曲及桡侧偏时可触及其肌腱活动	体位同左,腕可掌屈及桡侧偏	体位同左,去掉滑板腕向掌侧屈并向桡侧偏,阻力加于大鱼际
尺侧伸腕肌	坐位,屈肘,上肢放于滑板上,试图腕背伸及尺侧偏时可触及肌腱活动	体位同左,腕可背伸及尺侧偏	体位同左,去掉滑板,腕背伸并向尺侧偏阻力加于掌背尺侧
桡侧腕长、短伸肌	坐位,屈肘,上肢放于滑板上,试图腕背伸及桡侧偏时可触及其肌腱活动	体位同左,腕可背伸及桡侧偏	体位同左,去掉滑板,腕背伸并向桡侧偏
指总伸肌	试图伸掌指关节时可触及掌背的肌腱活动	坐位,前臂中立位,手掌垂直时,掌指关节可主动伸展	伸掌指关节并维持指间关节屈曲,阻力加于手指近节背侧
指浅屈肌	屈近端指间关节时可在手指近节掌侧触及肌腱活动	有一定的近端指间关节活动	屈曲近端指间关节,阻力加于手指中节掌侧
指深屈肌	屈远端指间关节时可在手指中节掌侧触及肌腱活动	有一定的远端指间关节屈曲活动	固定近端指间关节;屈远端指间关节,阻力加于手指末节指腹
拇收肌	内收拇指时可于1、2掌骨间触及肌肉活动	有一定的拇内收动作	拇伸直,从外侧位内收,阻力加于拇指尺侧
拇长、短展肌	外展拇指时可于桡骨茎突远端触及肌肉活动	有一定的拇外展动作	拇伸直,从内收位外展,阻力加于第1掌骨桡侧
拇短屈肌	屈拇时于第1掌骨掌侧触及肌肉活动	有一定的拇屈曲动作	手心向上:拇指掌指关节屈曲,阻力加于拇指近节掌侧
拇短伸肌	伸拇时于第1掌骨背侧触及肌肉活动	有一定的拇伸直动作	手心向下:拇指掌指关节伸展,阻力加于拇指近节背侧

肌 肉	检查方法与评定		
	1 级	2 级	3、4、5 级
拇长屈肌	屈拇时于拇指近节掌侧触及肌腱活动	有一定的拇屈曲动作	手心向上,固定拇指近节,阻力加于拇指远节指腹
拇长伸肌	伸拇时于拇指近节背侧触及肌腱活动	有一定的拇指指间关节伸展动作	手心向下,固定拇指近节:伸指间关节,阻力加于拇指远节背侧

2.下肢主要肌肉力量的检查方法　见表4-2。

表4-2　下肢主要肌肉力量的手法检查

肌 肉	检查方法与评定		
	1 级	2 级	3、4、5 级
髂腰肌	仰卧,试图屈髋时于腹股沟上缘可触及肌腱活动	向同侧侧卧,托住对侧下肢,可主动屈髋	仰卧,小腿垂于床缘外:屈髋,阻力加于大腿远端前面
臀大肌 腘绳肌	俯卧,试图伸髋时于臀部及坐骨结节下方触及肌腱活动	向同侧侧卧,托住对侧下肢,可主动伸髋	俯卧,屈膝(测臀大肌)或伸膝(测腘绳肌):伸髋10°～15°,阻力加于大腿远端后面
内收大、长、短肌 股薄肌 耻骨肌	仰卧,分腿30°,试图髋内收时于股内侧部可触及肌腱活动	同左,下肢放滑板上可主动内收髋	向同侧侧卧,两腿伸,托住对侧下肢:髋内收,阻力加于大腿远端内侧
臀中、小肌 阔筋膜张肌	仰卧,试图髋外展时于大转子上方或大腿外侧可触及肌腱活动	同左,下肢放滑板上可主动外展髋	向对侧卧,测臀中小肌时,膝屈,髋外展,阻力加于大腿远端外侧;测阔筋膜张肌时,膝伸直,余同上
股方肌	仰卧,腿伸直:试图髋外旋时	同左,可主动外旋髋	仰卧,小腿在床缘外下垂:

肌 肉	检查方法与评定		
	1 级	2 级	3、4、5 级
梨状肌 臀大肌 上、下孖肌 闭孔内、外肌	于大转子上方可触及肌腱活动		髋外旋,阻力加于小腿下端内侧
臀小肌 阔筋膜张肌	仰卧,腿伸直:试图髋外旋时大转子上方可触及肌腱活动	同左,可主动内旋髋	仰卧,小腿在床缘外下垂:髋内旋,阻力加于小腿下端外侧
腘绳肌	俯卧,试图屈膝时可于腘窝两侧触及肌腱活动	向同侧侧卧,托住对侧下肢,可主动屈膝	俯卧,膝从伸直位屈曲,阻力加于小腿下端后面
股四头肌	仰卧,试图伸膝时可触及髌韧带活动	向同侧侧卧,托住对侧下肢,可主动伸膝	仰卧,小腿在床缘外下垂:伸膝,阻力加于小腿下端前面
腓肠肌 比目鱼肌	侧卧,试图踝跖屈时可触及跟腱活动	同左,踝可主动跖屈	俯卧,膝伸直(测腓肠肌)或膝屈曲(测比目鱼肌):踝跖屈,阻力加于足跟
胫前肌	仰卧,试图踝背屈及足内翻时可触及其肌腱活动	侧卧,可主动踝背屈、足内翻	坐位,小腿下垂:踝背屈并足内翻,阻力加于足背内缘
胫后肌	仰卧,试图足内翻及跖屈时于内踝后方可触及肌腱活动	同左,可主动跖屈踝、足内翻	向同侧侧卧,足在床缘外:足内翻并踝跖屈,阻力加于足内缘
腓骨长、短肌	仰卧,试图足外翻时于外踝后方可触及肌腱活动	同左,可主动踝跖屈、足外翻	向对侧侧卧:使跖屈的足外翻,阻力加于足外缘
趾长、短屈肌	屈趾时于趾近节跖面可触及肌腱活动	有主动屈趾活动	仰卧:屈趾,阻力加于趾近节跖面
趾长、短伸肌	仰卧,伸趾时于足背可触及肌腱活动	同左,有主动伸趾活动	同左:伸足趾,阻力加于足趾近节背侧
拇长伸肌	坐位,伸拇时于拇趾近节背侧可触及肌腱活动	同左,有主动伸拇活动	同左,固定拇趾近节:伸拇,阻力加于拇趾近节背侧

3.躯干主要肌肉力量的检查方法　见表4-3、表4-4。

表4-3　躯干主要肌肉力量的手法检查

肌　肉	检查方法与评定		
	1　级	2　级	3、4、5 级
斜方肌 菱形肌	坐位,臂外展放桌上,试图使肩胛骨内收时可触及肌收缩	同左,使肩胛骨主动内收时可见运动	俯卧,两臂稍抬起:使肩胛骨内收,阻力为将肩胛骨向外推
斜方肌下部	俯卧,一臂前伸内旋,试图使肩胛骨内收及下移时,可触及斜方肌下部收缩	同左,可见有肩胛骨内收及下移运动	同左,肩胛骨内收及下移,阻力为将肩胛骨下角向上外推
斜方肌上部 肩胛提肌	俯卧,试图耸肩时可触及斜方肌上部收缩	同左,能主动耸肩	坐位,两臂垂于体侧:耸肩,向下压的阻力加于肩锁关节上方
前锯肌	坐位,一臂向前放桌上,上臂前伸时在肩胛骨内缘可触及肌收缩	同左,上臂前伸时可见肩胛骨活动	坐位,上臂前平举屈肘:上臂向前移动,肘不伸,向后推的阻力加于肘部

表4-4　躯干主要肌肉力量的手法检查

肌　肉	检查方法与评定				
	1　级	2　级	3　级	4　级	5　级
斜角肌 颈长肌 头长肌 胸锁乳突肌	仰卧,屈颈时可触及胸锁乳突肌	侧卧,托住头部时可屈颈	仰卧,能抬头,不能抗阻力	同左,能抗中等阻力	同左,抬头屈颈,能抗加于额部的较大阻力
斜方肌 颈部骶棘肌	俯卧,抬头时触及斜方肌活动	侧卧,托住头部时可仰头	俯卧,能抬头,不能抗阻力	同左,能抗中等阻力	同左,抬头时能抗加于枕部的较大阻力
腹直肌	仰卧,抬头时触及上腹部腹肌紧张	仰卧,能屈颈抬头	仰卧,髋及膝屈:能抬起头及肩胛部	同左,双手前平举坐起	同左,双手抱头后能坐起
骶棘肌	俯卧,抬头时触及其收缩	俯卧位能抬头	俯卧,胸以上在床缘外下垂30°,固定下肢:能抬起上身,不能抗阻	同左,能抗中等阻力	同左,能抗较大阻力

（续　表）

肌　肉	检查方法与评定				
	1　级	2　级	3　级	4　级	5　级
腹内斜肌 腹外斜肌	坐位,试图转体时触及腹外斜肌收缩	同左,双臂下垂,能大幅度转体	仰卧,能旋转上体至一肩离床	仰卧,屈腿,固定下肢;双手前平举能坐起并转体	同左,双手抱颈后能坐起同时向一侧转体

（三）手法肌力评定的注意事项

MMT时应尽量排除主观性、片面性以及一些不利的干扰因素,并应遵循以下的原则。

1.选定适合的测试时机,在运动后、疲劳时或饱餐后不宜做MMT检查。

2.测试前向患者说明,使受试者充分理解并积极合作,并可做简单的预试动作。

3.采取正确的测试姿势,对3级以下不能抗重力者,测试时应将被测肢体置于除重体位,如在被测肢体下垫以滑板等,以减少肢体活动时的阻力。

4.测试时应做左右两侧对比,尤其在4级和5级肌力难以鉴别时,更应做健侧对比观察。

5.测试动作应标准化,方向正确,近端肢体应固定于适当姿位,防止替代动作。

6.若受检肌肉伴有痉挛或挛缩时,应做标记,痉挛以S(spasm)表示,挛缩以C(contracture)表示。严重者可标记SS或CC。

7.偏瘫患者需要肌力检查,但应注意中枢神经系统疾病所致的痉挛性瘫痪,有时不宜做MMT检查,因受痉挛影响结果不准确。

8.对4级以上肌力的受检肌肉,在检查时所施加的阻力应为持续性,且施加力的方向要与肌肉用力方向相反。

9.肌力检查时应注意患者的禁忌证,如持续的等长收缩可使血压升高,持续地憋气使劲,可加重心脏活动负担,故对明显的高血压病和心脏疾病患者应忌用这种检查。

四、关节活动度评定

关节活动度又称关节活动范围(range of motion,ROM),是指关节运动时所通过的运动弧。许多病理因素可使关节运动范围发生改变,因此检测ROM是评定运动系统功能状态的最基本、最重要的手段之一。

(一)测量工具

1.测角计 又称量角器,是临床上最常用的测量关节角度用器械。测角计由金属或塑料制成,有多种类型,但其构造基本相同。测角计有两臂,一个为移动臂标有指针,另一个为固定臂,附有刻度盘,两臂于一端以活动轴固定,轴为测角计中心。

2.方盘测角计 是一正方形,中央有圆形分角刻度的刻度盘,由木质、金属或塑料材料制成。刻度盘的刻度于相当把手一端处为0°向左右沿周围各为180°,刻度盘中心为轴,置一可旋转的重锤指针,后方固定有把手,把手与刻度上的0°～180°连线平行,指针由于重心在下而始终指向上方,当方盘把手与地面垂直时,指针指于0位。

应用时采取适当体位,被测两端肢体处于同一平面上,固定一端肢体于水平或垂直位,然后将方盘测角计之一边紧贴另一端肢体,使测角计一边与肢体长轴平行,方盘随被测肢体活动而连同一体活动,因重力关系,方盘指针重锤始终与地面垂直,这时指针与测角计一边(即相当肢体长轴)的夹角即显示为刻度盘上的角度,也即该肢体的关节活动度数。方盘测角计法的优点在于:不必触摸关节的骨性标志以确定测角的轴心,操作简便,正确使用误差较小。可适合于脊柱等难以使用普通测角计的部位。

(二)测量方法及主要关节的正常关节活动度

1.上肢主要关节活动度测量 见表4-5。

表4-5 上肢主要关节活动度测量

关节	运动	受检体位	轴心	测角计放置方法 固定臂	移动臂	正常值
肩	屈、伸	坐或立位,臂置于体侧,肘伸直	肩峰	与腋中线平行	与肱骨纵轴平行	屈0°～180°
						伸0°～50°
	外展	坐和站位,臂置于体侧,肘伸直	肩峰	于身体中线平行	同上	0°～180°
	内、外旋	仰卧,肩外展90°,肘屈90°	鹰嘴	与腋中线平行	与前臂纵轴平行	各0°～90°
肘	屈、伸	仰卧或坐位立位,臂取解剖位	肱骨外上髁	与肱骨纵轴平行	与桡骨纵轴平行	0°～150°
桡尺	旋前、旋后	坐位,上臂置于体侧,肘屈90°,前臂中立位	尺骨茎突	与地面垂直	腕关节背面(测旋前)或掌面(测旋后)	各0°～90°
腕	屈、伸	坐或站位,前臂完全旋前	尺骨茎突	与前臂纵轴平行	与第2掌骨纵轴平行	屈0°～90°
						伸0°～70°
	尺桡侧偏移(尺桡侧外展)	坐位,屈肘,前臂旋前,腕中立位	腕背侧中点	前臂背侧中线	第3掌骨纵轴	桡偏0°～25°
						尺偏0°～55°

2.手部关节活动度测量　手部掌指关节及指间关节的关节活动度可用指关节量角器来测量。指关节量角器是由两个半圆金属或塑料片制成,在圆心处以轴固定,轴为量角器的轴心。底片上刻有0°～180°标记,测量时底片与被测指关节近端指节贴紧,轴心与被测关节对准,上片贴紧移动的远端指节并随其一起移动,此时在转动的上片与底片的夹角间可显示刻度,该刻度即为被测关节的关节活动度。测量方法及关节活动度正常值见表4-6。

表4-6　手部关节活动度测量

关节	运动	受检体位	测角计放置方法			正常值
			轴心	固定臂	移动臂	
掌指	屈伸	坐位,腕中立位	近节指骨近端	与掌骨平行	与近指骨平行	伸0°～20° 屈0°～90° (拇指0°～30°)
指间	屈伸	坐位,腕中立位	远侧指骨近端	与近侧指骨平行	与远指骨平行	近指间0°～100°, 远指间0°～80°
拇指腕掌	内收外展	坐位,腕中立位	腕掌关节	与示指平行	与拇指平行	0°～60°

3.下肢主要关节活动度测量　见表4-7。

表4-7　下肢主要关节活动度测量

关节	运动	受检体位	测角计放置方法			正常值
			轴心	固定臂	移动臂	
髋	屈	仰卧或侧卧,对侧下肢伸直	股骨大转子	与身体纵轴平行	与股骨纵轴平行	0°～125°
	伸	侧卧,被测下肢在上	股骨大转子	与身体纵轴平行	与股骨纵轴平行	0°～15°
	内收、外展	仰卧	髂前上棘	左右髂前上棘连线的垂直线	髂前上棘至髌骨中心的连线	各0°～45°

(续　表)

关节	运动	受检体位	测角计放置方法			正常值
			轴心	固定臂	移动臂	
	内旋、外旋	仰卧，两小腿于床缘外下垂	髌骨下端	与地面垂直	与胫骨纵轴平行	各0°～45°
膝	屈、伸	俯卧、侧卧或坐在椅子边缘	股骨外踝	与股骨纵轴平行	与胫骨纵轴平行	屈0°～150° 伸0°
踝	背屈、跖屈	仰卧，踝处于中立位	腓骨纵轴线与足外缘交叉处	与腓骨纵轴平行	与第5跖骨纵轴平行	背屈0°～20° 跖屈0°～45°
	内翻 外翻	俯卧，足位床缘外	踝后方两踝中点	小腿后纵轴	轴心与足跟中点连线	内翻0°～35° 外翻0°～25°

4.脊柱关节活动度测量　见表4-8。

表4-8　脊柱关节活动度测量

关节	运动	受检体位	测角计放置方法			正常值
			轴心	固定臂	移动臂	
颈部	前屈	坐或立位，在侧方测量	肩峰	平行前额面中心线	头顶与耳孔连线	0°～60°
	后伸	坐或立位，在侧方测量	肩峰	平行前额面中心线	头顶与耳孔连线	0°～50°
	左、右旋	坐或仰卧，于头顶测量	头顶后方	头顶中心矢状面	鼻梁与枕骨结节的连线	各0°～70°
	左、右侧屈	坐或立位，于后方测量	第7颈椎棘突	第7颈椎与第5腰椎棘突的连线	头顶中心与第7颈椎棘突的连线	各0°～50°
胸腰部	前屈	坐位或立位	第5腰椎棘突	通过第5腰椎棘突的垂线	第7颈椎与第5腰椎棘突连线	0°～45°
	后伸	坐位或立位	第5腰椎棘突	通过第5腰椎棘突的垂线	第7颈椎与第5腰椎棘突连线	0°～30°
	左、右旋	坐位，臀部固定	两肩胛部连线与正坐位后背平面的交点	活动前的后背平面	两肩胛骨切线	0°～40°

（续　表）

| 关节　运动　受检体位 | 测角计放置方法 | | | 正常值 |
	轴　心	固　定　臂	移　动　臂	
左、右 坐位或立位 侧屈	第5腰椎棘突	两侧髂嵴连线中点 的垂线	第7颈椎与第5腰椎 棘突的连线	各0°～50°

（三）测量时注意事项

1.必须严格操作，最好由专人进行，以提高准确性。

2.关节活动度有一定正常差异，宜做左右对比检查。

3.不宜在关节活动锻炼之后检查。

4.临床上应同时检查主动和被动两种关节活动度。关节的主动与被动活动范围明显不一致时，提示神经肌肉方面存在问题，如肌肉瘫痪。应将主动及被动关节活动度分别记录，以供临床参考。评价关节本身活动范围时，应以关节被动活动度为准。

5.检查者应熟悉各关节解剖和正常活动范围，熟练掌握测定技术，以求取得较精确的结果。

6.检查前对患者讲明目的及方法，以使患者充分合作。

7.检查时患者应充分暴露受检部位，保持舒适体位，测定时不得移动，以免代偿性活动影响检查结果。

8.使用双臂测角计时，测角计轴心必须与关节活动轴心一致，两臂与关节两端肢体长轴平行。肢体活动时，轴心及两臂不得偏移。

9.记录检查结果应写明关节活动的起、止度数，如记录肘关节屈伸活动70°～120°，说明肘关节伸可达70°，屈可达120°，又如为记录0°～50°，说明肘伸可达0°，而屈可达50°。虽然二者活动范围均为50°，但因起止度数不同，二者的关节功能截然不同，因此，临床上的诊断和决策也截然不同。

五、上肢及手功能评定

上肢及手的功能在人日常生活及工作中起着重要的作用,许多疾病在发病后出现上肢及手的功能障碍,如脑卒中患者发病后半侧肢体运动功能障碍,尤其上肢和手的运动功能障碍,极大的影响患者日常生活。为判断患者上肢和手的功能障碍情况及其程度,为康复训练提供依据,并为训练过程中判断康复治疗效果提供标准,临床上必须采用公认的、有效的康复评定方法,对上肢及手的功能加以评定。上肢运动功能评定的方法较多,有些是专门针对上肢的检查方法,而有些则是在患者整体成套运动功能检查中,专用于检查上肢运动功能的部分项目。尽管各自有些不同,但就上肢运动功能而言,这些检查方法和量表,均能反映出受测上肢的运动功能,有其临床的实用价值。

(一)布氏评定

1.**布氏(Brunnstrom)功能评定**　布氏评定方法包括躯干、四肢、步态等多项内容,在上肢及手功能评定方面又包括许多项目,每一项目分为5个功能等级(0~4分),以分数来表示患者上肢及手的功能情况。等级划分方法为:0分为无关节运动;1分为受检关节运动达到正常活动范围的1/4;2分为受检关节运动达到正常活动范围的2/4;3分为受检关节运动达到正常活动范围的3/4;4分为受检关节运动达到正常活动的全范围。

2.**上肢功能等级评定项目**　上肢感觉运动功能评定共包括6级,在评定时的具体内容为:

(1)软瘫、联合反应(伸或屈)。

(2)痉挛出现。

(3)痉挛、共同运动:①伸展模式即肩胛骨前伸,肩内收、内旋,肘伸直,前臂旋前。②屈曲模式即肩胛骨回缩、上提,肩后伸、外展、外旋,肘屈,前臂旋后。

(4)脱离共同运动:手可触摸腰骶部,肘伸直,上肢前屈至水平位,屈肘90°前臂旋前、旋后。

(5)相对独立或分离运动:上肢外展至水平位;上肢前屈、肘伸直位前臂旋前、旋后;上肢、肘伸直位上举过头。

(6)运动协调近于正常。

(二)肢体运动功能评定

肢体运动功能评定常用简式Fugl-Meyer评定(Fugl-Meyer assessment,FMA)。此量表对上肢功能评估可分为10大项,33小项,每项最高得分为2分,上肢共66分;下肢7大项,17小项,共得分为34分,上下肢总计100分。此量表的评分方法细微,上肢大关节评定包括:肩、肘、腕关节的屈肌伸肌协同运动、腕关节稳定性、有无反射亢进等。小关节包括:手的抓握、手指侧捏、对指捏等运动方式,且包括协调能力和速度的评定,此方法反映上肢功能较为全面。评分方法为,对每项检查内容根据完成情况分别评为0、1、2分,最高分为2分。如检查上肢协同运动肩内收、内旋时,完全不能进行的0分,部分完成的1分,无停顿充分完成计2分。又如检查手指对捏,完全不能为0分,捏力微弱的1分,能抵抗相当大的阻力计2分等。FMA检查后,可依据积分判定上肢运动功能障碍的程度。运动积分所表达的临床意义是:Ⅰ级为严重运动障碍,积分为总分的50%以下;Ⅱ级为明显运动障碍,积分为总分的50%~84%;Ⅲ级为中度运动障碍,积分为总分的85%~95%;Ⅳ级为轻度运动障碍,积分为总分的96%以上。

(三)简易上肢功能评定

简易上肢功能评定(simple test for evaluating hand function,STEF)是由日本学者金子翼提出,此方法是通过手的取物过程,包括手指屈、伸、手抓、握、拇指对掌、捏夹等各种动作来完成全套检查测试。全套检测共分10项活动,依次为:拿大球、拿中球、拿大方块、拿中方块、拿木圆片、拿小方块、拿人造革片、拿金属片、拿小球、拿金属小

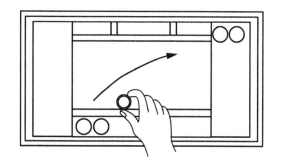

图4-1 简易上肢功能评定

棍。检查要采取标准动作,物品从一处拿起,经过标准距离,放在指定位置(图4-1)。从动作开始到结束,同时记录时间,根据完成动作的时间长短来获取分数,每项分数为0~10分,最高为10分。花费时间越短,得分越高。每项检查限定时间为30秒,即在30秒内仍不能完成该动作得0分。

STEF量表检查10项操作动作,通过此项检查,可以判断患者上肢及手运动受限的程度。检查结果不仅有准确的得分,而且还可以对检查过程中上肢每个关节的活动、手抓握动作、躯干和下肢的姿势、平衡状态、非检查侧的反应以及患者表情等进行细致的观察。从而分析、判断上肢活动受限的原因、部位等。在临床中常常通过得分结果对患者的治疗、训练、用药前后、自助具和支具佩带等的不同时期进行对照,观察疗效,此方法较为简单实用。

正常人各年龄组参考得分(总分)如下:18-39岁得99分;40-54岁得96分;55-64岁得94分;65-74岁得83分;75-84岁得75分。

(四)林氏(Lindmark)上肢功能评定

林氏(Lindmark)运动功能评定也是一套成套的综合评定运动功能的方法,它是在FMA基础上修订而成,包括7方面内容:主动运动、快速轮替运动、体位转移及行走、平衡功能、感觉、被动运动、疼痛等。其中主动运动能力检查对检查上肢运动功能尤为重要。

1.评定内容

(1)上肢:坐在椅上或床边。①屈肘,前臂旋后,手能接触嘴唇;②肩外展,屈肘,前臂旋前,手能摸后颈部;③肩前屈180°,伸肘;④肩外展180°,伸肘;⑤手摸对侧膝关节外侧,肩内收、内旋、伸肘、前臂旋前;⑥前臂旋后;⑦前臂旋前;⑧屈肘,手背放在同侧腰部。

(2)腕部:①背伸;②掌屈;③环绕。

(3)手部:①五指屈曲;②五指伸展;③拇指与示指尖相对;④勾握。掌指关节伸直,指尖关节屈曲,手指勾握一木棒;⑤拇侧捏。拇指伸直内收和示指之间夹1张纸;⑥捏握。拇指和示指捏握1支钢笔;⑦圆柱抓握。虎口分开,拇指和示指握住1茶杯;⑧球形抓握。五指分开握住1个网球。

2.评分标准　评定时应将患侧、健侧同时进行评定,记录分数,自身对照。评分每项为0～3分,最高分数为3分。上肢评定内容8项,单侧最高共计得分24分。腕部3项,单侧最高共计得分9分;手部8项,单侧最高共计得分24分。上肢主动运动能力合计最高得分:单侧为57分,双侧为114分。

(1)上肢主动运动能力评分标准为:0分为无运动;1分为中等努力才能完成动作,或动作笨拙、不协调,或关节活动小于正常1/2,且需要运动的关节并未全部参与活动;2分为中等以下努力即可完成动作,动作不十分协调,关节活动虽然大于正常范围1/2,但未达到全范围;3分为顺利完成动作。

(2)前臂旋前、旋后评分标准:1～2分为患臂屈肘90°时检测;3分为患肩前屈45°,伸肘时检测。

(3)腕部活动评分标准:1～2分为患肢肘部需要支撑;3分为患肢肘部不需支撑,并能伸直。

(4)手部功能中4～8项的评分标准:0分为不能完成抓握动作;1分为能完成抓握动作,但不能抗轻微阻力;2分为能握住一个物体达5s,但不能抗中等阻力,或抓握不协调、不标准;3分为抓握正常,能握住1个物体抗较大阻力5秒,并能像正常人一样松开手。

（五）偏瘫手功能评定

1.**检测动作** 受检测手的动作共有5项：

(1)健手在患手的帮助下剪开信封。

(2)患手拿钱包,健手从钱包中取出硬币。

(3)患手撑伞。

(4)患手为健手剪指甲。

(5)患手系衬衫袖口的纽扣。

2.**检查方法**

(1)在用剪子剪信封时,患手
能固定信封(图4-2):信封放在桌

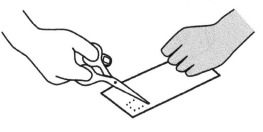

图4-2 剪开信封

子上,把患手放到信封上固定信封,然后健手用剪刀剪开信封(不要提示)。

判定:能与不能。

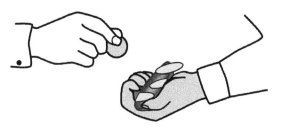

图4-3 从钱包里取出硬币

(2)从钱包里取出硬
币(图4-3):患手悬空拿着
钱包(不许放在支持物上),
用健手拉开钱包拉链取出
硬币,再合上拉链。

判定:能与不能。

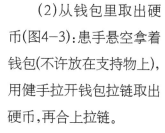

(3)撑伞(图4-4):患手拿伞支在
空中,不许扛在肩上,保持连续10s
以上垂直支撑(站位、坐位均可)。

判定:能与不能。

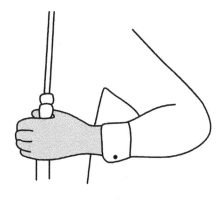

图4-4 撑伞

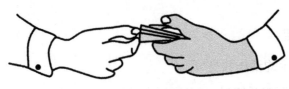

图4-5　剪健手指甲

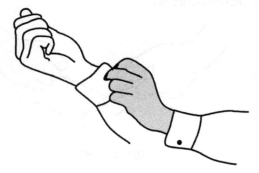

图4-6　系健侧袖口扣子

(4)剪健手指甲(图4-5)：患手拿大号指甲刀给健手剪指甲。

判定：能与不能。

(5)系健侧袖口扣子(图4-6)：用患手系健侧袖口的扣子(女患者也用男衬衣)。

判定：能与不能。

3.手功能分级　根据检测结果可将手功能分为6级：①实用手A；②实用手B；③辅助手A；④辅助手B；⑤辅助手C；⑥失用手(表4-9)。

表4-9　手功能分级

分级	完成动作项目数	功能水平
0	0	失用手
1	1	辅助手C
2	2	辅助手B
3	3	辅助手A
4	4	实用手B
5	5	实用手A

六、步态分析

行走是人的重要功能之一,步态是人行走功能的表现形式。人的行走功能如何,常常可以通过人的步态分析来进行评估。

步态分析是康复评定的组成部分,对于因神经系统或运动系统伤病而影响到行走能力的患者,均应进行步态分析以揭示有无异常步态以及步态异常的性质和程度,为进行行走功能评定和矫治异常步态提供必要的依据。通过复查对比,也有助于观察康复医疗措施的效果,以便及时调整治疗和训练方案。

步态分析可根据工作条件和需要采用合适的方法,并根据病情和需要,结合进行其他必要的检查,包括神经系统检查,各肌群肌力和肌张力检查,关节活动度测量,下肢长度测量,脊柱和骨盆状态检查等。对各种检查结果做综合分析,将有助于说明步态异常的性质、类型、原因和确定合适的矫治方案。

(一)步态的基本情况

正常行走时,从一腿迈向前以足跟着地时起,至该腿足跟从重着地止,为一个步行周期。在每个步行周期中,该侧下肢要经历站立时相和摆动时相,分别占整个周期的60%与40%,每个时相又可细分为几部分。

站立时相(也称站立期、支撑期)从足跟着地起,经历全足放平,足跟离地,膝部屈曲,足跟离地等过程。站立相可细分为:开始着地,为支撑足任何部分最先与地面接触的瞬间;承重反应期,为一侧足跟着地后到对侧下肢离地时,实为双足同时在地面上的时期;站立中期,系指从对侧足离地后至身体正好在站立足支撑面上的阶段;站立末期,系指站立中期后至足跟离地或对侧足开始触地前的阶段;摆动前期系指从足跟离地至足趾离地的阶段。摆动相可细分为:摆动初期,为摆动腿从离地后至膝关节屈曲达最大幅度的阶段;摆动中期,为摆动腿继续向前摆动至胫骨与地面垂直的阶段;摆动末期,为摆动腿胫骨与地面垂直后至足再次开始触地之前的阶段。

由于行走时一腿足趾离地之前,另一足跟已着地,因此存在双足同时触地的瞬间,称双足支撑期,每次占整个周期的11%左右,如没有双侧支撑,反而出现双足腾空即为跑步。

步态评定常用以下几个参数：

1.**步频** 指每分钟的行动步数，成人110~120步/min，快步可到140步/min。

2.**步幅(又称步长)** 指一步移动的距离，一足足跟着地处至对侧足跟着地处之间的距离。与步频、身高等因素有关，一般男性为70~75cm。

3.**跨距(又称跨步长)** 即同一腿足跟着地处至再次足跟着地处之间的距离。

4.**步宽** 指双足足中线之间的宽度。

5.**足角或趾偏外角度** 即足跟中点到第2趾之连线与前进方向之间的夹角。

6.**步速** 指每秒钟行走的距离。

(二)行走活动的肌肉与关节活动

人的行走能力从婴幼儿时期即开始获得，并通过不断实践而逐步完善，整个行走模式是复杂的协调运动，在正常行走过程中，身体各部分按一定次序移动，有关肌肉则有节奏地收缩与松弛，每组肌群参与的程度则取决于步伐的步幅与高度，行走速度，以及行走的环境。

在每个步行周期中，骨盆需经历向前旋再向后旋各4°~5°，即8°~10°的旋转和5°的骨盆倾斜过程，在站立中期和摆动中期转回到中间位，髋关节经历屈曲30°左右，再逐渐伸直并达到后伸10°左右，然后又逐渐屈曲的过程。膝关节经历从完全伸直，逐渐屈曲约15°再次伸直，然后屈曲达30°~60°的反复屈伸过程。踝关节经历从中立位跖曲15°左右，然后恢复中立位，再次跖曲20°左右的反复屈伸过程，此外股骨须经历内外旋共约8°的过程，胫骨经历内外旋共约9°的过程，加上骨盆旋转8°，整个下肢轴经历内外旋共约25°的过程，其中内旋始于足趾离地时，至站立中期初(步行周期的15°~20°段)内旋达到峰值。然后开始外旋，直到蹬离期末，此时外旋速度明显加快，尤其是胫骨。人体重心点通常位于第2骶椎前约1cm处,此点在进行中也经历沿正弦曲线垂直移动约5cm和向侧方移动约5cm的移动过程。

正常行走需要下肢各肌群交替参与工作,尤其需要股四头肌和臀大肌有足够的力量伸膝伸髋来承重,以完成站立时相,需要腘绳肌有足够的力量来控制伸膝速度,并与股四头肌协调工作,以完成摆动时相,还需要踝背伸肌收缩,使摆动腿足跟先着地,而不致足趾先触碰地面。除下肢肌肉外,躯干伸肌,侧屈肌和旋转肌也需要参与承重腿的转换和骨盆的运动,躯干上段和头部的旋转肌也需要参与行走活动以保持面向前方,上肢的正常摆动也是行走中不可缺少的部分。

步行时以上活动的正常变异构成个人的步态特点。因病理因素使变异超出一定范围即构成异常步态。我们熟悉了正常步态的构成及常见病理步态的基本特征后,就可以通过观察患者步行进行步态评定。

（三）步态的能量消耗和效率

行走的效率可以用推动身体经过一定的距离所消耗的能量来表达,在正常人以舒适的速度,每小时4.5～5千米的速度步行时,单位距离耗能最少。消耗的能量每千克体重约为0.8卡/m,任何疾病干扰时,行走时此值均可显著增高,某些疾病的能耗增高大致如下:偏瘫增高65%,截瘫增高2～4倍,膝上截肢单侧增60%～70%,双侧增1倍。

人以非舒适速度步行,如过快过慢,也均增加能量的消耗,快速行走则能量消耗快速增加。但行走过慢不但不能减少能量消耗,反而要消耗更多能量以稳定身体而又不增加向前推进的距离。

在设计矫形器时,应当认识到当给人体增加重量时要增多代谢的需求,但代谢增加多少,取决于负荷放在何处,如将相当于体重17%的重物放在躯干上,代谢需求只增加3%,而将相同负荷放在足上时,则代谢消耗将增加31%之多。因此,下肢矫形器的重量不同,可产生明显差异。另外,矫形器对人体重心移动路径的影响也是很重要的,因为这对能量消耗的影响作用很大,由于重心路径的任何改变都意味着整个人体重量被上提或下沉达相当的程度,代谢需求也随之发生相应改变。

(四)偏瘫可见的病理步态

偏瘫因肌张力过高引起肌痉挛步态,常有患足下垂、内翻、下肢外旋或内旋,膝关节不能屈曲放松,为了避免足部拖地,摆动期常使患肢沿弧线往外侧回旋向前,又称回旋步。上臂常伴有屈曲内收。

(五)步态分析的方法

1.目测分析法 此类方法系由医务人员目测,观察患者行走,然后根据所得印象或按照一定观察项目评价,从而作出步态分析结论。结论性质属于定性分析,不能计量。

采用目测法的医务人员,须熟知正常步行周期及有关肌肉关节活动的特点。正常行走需要神经肌肉系统完好,髋膝踝活动度正常,双下肢等长。当患者的神经肌肉骨骼系统受到损害时,会影响正常步行模式,而表现为速度减慢,协调不良,节律性较差,动作不对称,重心的移动过程不平衡等。

采用目测法检查时,让患者以自然的姿势和平常的速度步行来回数次,观察步行时全身姿势是否协调。各运动时相中,下肢各关节姿位和活动幅度是否正常。骨盆的运动,重心的转换和上肢摆动是否协调和对称,行走的速度是否均匀等。然后让患者按不同要求继续步行,分别做加快速度和减慢速度的行走,并做立停、拐弯、转身、上下坡和上下楼梯与台阶、绕过障碍物、缓慢的踏步及单足站立等动作。有时还要让患者闭眼步行,这样可使轻度的步态异常表现得较为明显。须用手杖或拐杖行走者,由于助行器具可以掩盖很多异常步态。因此,除进行持拐或持杖行走的步态检查外,还应在可能情况下放下助行器具,观察徒手行走的步态。

2.定量分析法 此类方法为借助器械或设备来观察行走步态。可得出量化的记录资料为其特点。定量步态分析法大致如下。

(1)时间距离参数法:测定时间参数一般是令患者在规定距离的走道上行走,用秒表计时,行走距离通常不少于10m。测定距离参数可采用足印法,用滑石粉或墨水使患者在行走时双足能在规定走道上或白纸上留下足印。测定距离至少6m,每侧足不少于3个连续足印。另外在测试距离两端以外应各留有2m左右的空间,作为开始进入行走活动及使行走活动逐渐停下来的缓冲距离。

时间参数和距离参数记录项目用上述介绍过的:跨步长(跨距)、步幅、步宽、足角度、步速和步频等。

(2)运动学参数:通常采用影像学方法以观察行走时的运动轨迹,常用高速连续摄影或录像的方法以记录行走运动的全过程。用特制的分析影像设备和计算机系统进行分析,也可将发光体或反光体在受试者体表作出标记点,然后在照片上分析各点的运动轨迹变化。

为测量行走时各关节角度变化情况,则多采用电子量角器,将其固定在膝、髋、踝等下肢关节及必要时固定在上肢肩关节上,以获得关节屈伸或其他轴位上运动的角度。

(3)力学参数:常采用测力板或测力台进行测定,患者在台板上面走过时,通过台板下面所装的压力传感器和相应接受,放大及记录装置,可以得出地面反应力或外力的数据,所记录到的压力曲线中的压力峰值即为最大垂直力,并可换算成体重的百分数以便于对比。这种垂直力曲线也可用于分析步行周期,计算出每侧腿站立时相和摆动时相以及双腿支撑期在步行周期中所占百分比和时间的数据。

(4)步行周期参数:采用足踏微动开关来记录下步行周期曲线以进行推算。可在患者鞋底的足跟、足掌和足尖处分别装上微动开关,行走过程中分别在足跟着地、全足放平和足趾离地前相继通断,通过拴在腰上的发射信号装置,连于接受记录装置(肌电图仪或计算机)而得出步行周期曲线,借此可以推算出整个步行周期时间,以及站立时相、摆动时相、单腿支撑期、双腿支撑期分别在步行周期中所占百分数。

(5)肌电活动参数:采用动态肌电图方法进行分析,一般使用表面电极以利于行走活动,通过分析与行走功能相关的下肢各肌群在行走时放电情况,可以推算出相应肌肉肌电幅度,结合足踏开关,还可确定放电出现在步行周期的部位,以及了解各肌群之间协同或拮抗工作的情况。

(6)能量代谢参数:通常采用密封的面罩测量行走中氧和二氧化碳含量的变化,以推算出耗氧量数值,并换算成单位时间或单位距离的能量消耗数据,包括每千克体重每分钟所需卡数与每千克体重每米所需卡数,以作为评价行走时能量消耗的依据。

上述基本步态分析方法已渐被新的步态分析技术所取代,如自动实时光标跟踪运动学分析、三维运动自身分析步态测定等。

七、痉挛的评定

痉挛是偏瘫等上运动神经元性疾病常见的表现。所谓痉挛是指以速度依赖性的张力牵张反射(肌张力)增强,伴随牵张反射兴奋性增高所致的腱反射亢进为特征的一种运动障碍。被认为是上运动神经元综合征(upper motor syndrome)的一部分。痉挛的机制目前仍不十分明确,一般认为与牵张反射增强有关。严重的痉挛往往造成患者运动障碍,日常生活不便和护理困难等一系列问题,因此痉挛的评定和治疗受到了人们极大的关注(参见第3章痉挛内容)。

八、平衡功能的评定

(一)定义

平衡是指人体所处的一种稳定状态以及当运动或受外力作用时,能自动地调整并维持身体姿势的能力,即当人体重心垂线偏离稳定的支持面时,应能立即通过主动的或反射性的活动使重心垂线返回到稳定的支持面内的能力。

(二)原理

1.**正常的平衡功能** 人体具有能保持身体位置安定的能力即稳定力,可保持身体在最小的摆动下能保持姿势;在随意运动中能调整姿势;能安全有效地对外来干扰做出反应,即动态稳定性。例如,在脑卒中患者中,这三大因素皆有可能受损而导致平衡失调。当人类身体失去平衡时,身体会自然产生平衡反应,例如,身体往相反方向倾倒,将上肢或下肢伸展或踏出一步,以恢复平衡,防止跌倒,这些复杂的反应是由中枢神经和肌肉及骨骼系统控制的。

2.**平衡的种类** 平衡可分为静态平衡和动态平衡。

(1)静态平衡:是指人体对某一静态姿势的控制能力,主要依赖于肌肉的等长收缩及关节两侧肌肉协同收缩来完成,如手膝位的跪立姿势训练。

(2)动态平衡:是在外力作用于人体时,人体需要不断的调整自己的姿势来维持新的平衡的一种能力,主要依赖于肌肉的等张收缩来完成,如平衡板上的站立训练。

日常生活动作的完成,很大部分都要依赖于静态平衡和动态平衡的维持能力。静态平衡是动态平衡的基础,没有静态平衡的稳定,就没有动态平衡的发展。要有好的平衡力,需要有下列条件的存在,无论损伤以下哪一条件,都会影响平衡力。①视觉;②前庭功能;③本体感受效率;④触觉的输入和敏感度,尤其是手部和足部的感觉;⑤中枢神经系统的功能;⑥视觉及空间感知能力;⑦主动肌与拮抗肌的协调动作;⑧肌力与耐力;⑨关节的灵活度和软组织的柔韧度。

3.**支撑面与平衡的关系** 支撑面的改变直接影响着维持平衡的能力。支撑面大,体位稳定性好,容易维持平衡。反之,随着支撑面的变小,身体重心的提高,体位的稳定就需要较强的平衡能力来维持。如图4-7为不同体位下支撑面的改变对人体的平衡反应的影响。

4.平衡反应的特点　维持正常的平衡能力的生理基础是身体的平衡反应,主要包括身体仰卧位和俯卧位时的倾斜反应、坐位时上肢的保护性伸展反应和立位时下肢髋部及跳跃反应。平衡反应使人体在任何体位时均能维持平衡状态,它是一种自主的反应,受大脑皮质的控制,属于高级水平的发育性反应。当人体突然受到外界刺激引起重心变化时,四肢和躯干会出现一种自主运动,以恢复重心到原有稳定状态。例如,当患者坐位或立位时突然被推,全身平衡状态会发生变化,此时会不自主地伸出上肢或移动下肢等以恢复原来的平衡状态。当患者能在稳定的平面上完成平衡反应时,再让其站到可移动的平面上,通过身体移动或倾斜可引出

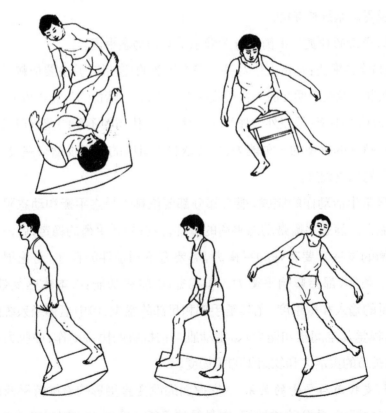

图4-7　不同体位下支撑面改变对人体平衡反应的影响

平衡反应,例如,平衡板上的平衡训练即属于此。

（三）评定方法

平衡能力的评定是运动功能评定的重要组成部分。治疗师需要评定及了解患者失去平衡的原因,再加以训练才会有较好的效果,所以客观的平衡评定是十分重要的。一般分为徒手评定和仪器评定。

1.**徒手评定** 平衡的临床评定方法较多,常用的有以下方法。

（1）观察法

静态平衡。①睁眼保持坐位,闭眼保持坐位;②睁眼保持立位,闭眼保持立位;③双足并行站立,双足足跟碰足尖站立;④单脚交替支撑站立。

动态平衡:①保持坐位、立位时,推动患者让其头颈上肢躯干在移动的情况下保持平衡;②足跟碰足趾走直线,走标记物;③侧方走,倒退走,走圆圈。

（2）测试法

静态平衡。①患者单腿站立,另腿悬于一侧,双手叉腰,让患者保持10s,另侧下肢再重复相同动作,此方法可测试患者的直立平衡;②患者用健腿站立,将另腿放置于健腿的内侧膝关节部位,双手交叉放在腰部,指示患者闭眼,然后将负重腿的足跟抬起离开地面并尽可能长时间保持此体位不动。治疗师应准确记录下患者保持的时间,以记录评定情况;③患者一足立于棍上(尺寸:3cm×3cm×32cm),可与棍的纵轴方向交叉,也可与棍的纵轴方向平行,测试患者是否能保持此体位。

动态平衡。①让患者在9个相同长度和高度但宽度不同的平衡木上(从16cm～10cm)行走,首先在较宽的平衡木上行走,再进展至最窄的,要求患者双手叉腰,以足跟抬起足尖着地的方式行走;②指示患者向侧方固定地点跳跃,然后弯腰移动地上物体,让患者保持此体位,最少5秒,此测试可检查患者的跳跃能力和落地的准确性及躯干的平衡能力。

（3）Fugl-Meyer平衡反应测试:此方法是由瑞典医生Fugl-Meyer等

人在Brunnstrom评定基础上发展而来。常用于测试上运动神经元性功能障碍的偏瘫患者,具体评分标准见表4-10。

表4-10　Fugl-Meyer平衡功能测试

测试内容	评 分 标 准
无支持坐位	0分:不能保持平衡
	1分:能保持平衡,但<5min
	2分:能保持平衡,>5min
健侧展翅反应	0分:被推动时,无肩外展及伸肘
	1分:健肢有不完全反应
	2分:健肢有正常反应
患侧展翅反应	0分:被推动时,患肢无外展及伸肘
	1分:患肢有不完全反应
	2分:患肢有正常反应
支持站立	0分:不能站立
	1分:完全在他人帮助下站立
	2分:1人帮助站立1min
无支持站立	0分:不能站立
	1分:站立少于1min或身体摇摆
	2分:站立平衡>1min
健肢站立	0分:维持平衡<1~2s
	1分:维持平衡4~9s
	2分:维持平衡>9s
患肢站立	0分:维持平衡<1~2s
	1分:维持平衡4~9s
	2分:维持平衡>9s

(4)Lindmark平衡反应测试:此方法是由瑞典学者Birgitta Lindmark在Fugl-Meyer方法基础上修订而成,1988年发表,方法更为适用(表4-11)。

(5)Semans平衡评定标准:关于平衡障碍严重程度的分级,还可参考Semans标准进行评定(表4-12)。

表4-11　Lindmark平衡功能测试

测　试　内　容	评　分　标　准
自己坐	0分:不能坐
	1分:稍许帮助(如一只手)即可坐
	2分:独自坐>10s
	3分:独自坐>5min
保护性反应——病人闭上 　眼睛,由左侧向右侧推; 　再由右侧向左侧推	0分:无反应
	1分:反应很小
	2分:反应缓慢,动作笨拙
	3分:正常反应
在帮助下站立	0分:不能站立
	1分:在2个人全力帮助下才能站立
	2分:在1个人中度帮助下能够站立
	3分:稍许帮助(如一只手)即可站立
独立站立	0分:不能站立
	1分:能站立10s,或重心明显偏向一侧下肢
	2分:能站立1min,或站立时稍不对称
	3分:能站立1min以上,上肢能在肩水平以上活动
单腿站立(左腿、右腿)	0分:不能站立
	1分:能站立,<5s
	2分:能站立,>5s
	3分:能站立,>10s
	可能最高得分:15分

表4-12　Semans标准平衡障碍严重程度分级

级别	特　征
V	能单足站立
IV	能单膝跪立
III	双足前后交叉站立时,身体重心能从后足移向前足
II-3	能双足站立
II-2	能双膝跪立
II-1	能手膝位跪立
I	能在伸直下肢的情况下坐稳
0	伸直下肢时不能坐

(6)MAS平衡功能评测：MAS(motor assessment scale)运动功能评测法是由澳大利亚学者Carr和Shepherd提出的运动功能检测方法，总评分48分。其中有关平衡功能测定12分，具体方法介绍如下。

①坐位平衡

1分：在支撑下保持坐位平衡(治疗者给予患者帮助)。

2分：无支撑下保持坐位平衡10s(患者不抓握任何物体，膝足并拢，端坐位双足平放在地上)。

3分：无支撑下保持坐位平衡，身体前倾，体重均匀分布(头部直立、挺胸、重心在髋关节前，体重分布在双侧下肢)。

4分：无支撑下保持坐位平衡，并能向后转动头部及躯干(双足并拢平放在地上，手放在膝上)。

5分：无支撑下保持坐位平衡，并能身体向前，手摸地面，然后回到坐位平衡(双足平放在地上，手不抓任何物体，保持下肢不动，必要时可支撑患侧上肢，手接触足前至少10cm的地面)。

6分：无支撑坐在椅上，向侧方弯腰，手摸地面，然后回到坐位平衡(双足平放在地上，不抓握任何物体，保持下肢不动，必要时可支撑患侧上肢)。

②坐位→站立位

1分：在治疗者帮助下站起来。

2分：借助辅助具站起来，但体重分布不均，需要用手来支撑。

3分：自己站起来，体重分布均匀，不需要用手支撑。

4分：自己站起来，体重分布均匀，并能保持髋、膝伸直5s。

5分：自己站起来，体重分布均匀，髋、膝完全伸直，然后再坐下。

6分：10s内，不需任何帮助，自己站起来、坐下3次(体重分布均匀)。

2.利用仪器的平衡功能评定

(1)力学平板：如电脑化平衡仪。它主要分析患者的重心位置和肢体受力点的匀称度、重心转移能力及对重心扰乱的反应。

(2)人体活动分析系统:利用一些反光物质指示器放置于各关节上作为参考点,并用电脑化录像系统捕捉患者行走时各关节的活动情景,分析健肢与患肢的活动差别,再加以训练。

(3)平衡姿势图:平衡静态姿势图是利用计算机控制的重心平衡仪,测定与平衡相关的姿势图的五种参数(轨迹长度、轨迹总面积、平均摆速、前后摆速、左右摆速)。

九、协调性评定

(一)概念

正常的随意运动需要有若干肌肉的共同协作运动,当主动肌收缩时,必有拮抗肌的松弛、固定肌的支持固定和协同肌的协同收缩,才能准确地完成一个动作,肌肉之间的这种配合叫作协调运动功能。主要表现为能产生平滑的、准确的、有控制的运动,同时这种协调还必须要有适当的速度、距离、方向、节奏和肌力来配合进行,而不协调的运动是指笨拙的、不平衡的和不准确的运动。

(二)协调性的病理特点

1.运动协调障碍的概念 协调运动的产生需要有功能完整的深感觉、前庭、小脑和锥体外系的参与,其中小脑对协调运动起着重要的作用,每当大脑皮质发出随意运动的命令时,小脑便产生了制动作用。当大脑和小脑发生病变时,四肢协调动作和行走时的身体平衡发生障碍,此种协调功能障碍又称为共济失调。

2.协调障碍的主要分类 根据中枢神经中不同病变部位分为:小脑共济失调、基底节共济失调、脊髓后索共济失调三种。

(1)小脑共济失调:小脑的主要功能是维持身体的平衡、调节肌张力和调节随意运动。小脑的病变部位的不同可出现不同类型的小脑共济失调。症状以四肢与躯干失调为主,四肢和躯干不能灵活、顺利而准确完成动作。患者对运动的速度、距离、力量不能准确估计而发生辨距不良、动作不稳,行走时两脚分开较宽、步态不规则、稳定性差,称蹒跚步态。

(2)基底节共济失调:此类病变的患者主要是肌张力发生改变和随意运动功能障碍,表现为震颤、肌张力过高或低下、随意运动减少或不自主运动增多。

(3)脊髓后索共济失调:脊髓后索病变造成深感觉障碍。此类患者,不能辨别肢体的位置和运动方向,行走时动作粗大,迈步不知远近,落地不知深浅,抬足过高、跨步宽大、踏地加重,而且需要视觉补偿,总看着地面走路,闭目或在暗处步行易跌倒。

3.不随意运动 是由随意肌不由自主地收缩所发出的一些无目的的异常动作。主要表现如下。

(1)震颤:两组拮抗肌交替收缩所引起的一种肢体摆动动作。

(2)舞蹈样运动:肢体的一种快速的、不规则的、无目的的、不对称运动。

(3)手足徐动:临床常见,主要表现为手指或足趾的一种缓慢持续、伸展扭曲动作,可重复出现且较有规则。

(4)手足抽搐:手部抽搐表现为腕部屈曲、手指伸展、掌指关节屈曲、拇指内收靠近掌心并与小指相对,称为"助产士手";足部抽搐表现为踝关节与趾关节皆呈屈曲状。

(5)摸空症:表现为上肢以肘、腕、手关节为主的一种无意识摸索动作。

(三)协调性的评定方法

1.观察日常生活动作 协调功能正常的依据为:①运动排列的多样

性;②具有良好的平衡反应能力;③当固定身体的某一部位时,具有能使身体的其他部位完成平滑的、顺畅的运动能力。观察患者在各种体位和姿势下的启动和停止动作,是否准确、运动是否平滑顺畅、有否震颤。如让患者从俯卧位翻身至仰卧位,或从俯卧位起身至侧坐位,然后进展至四点跪位、双膝跪位、单膝跪位、立位等。

2.临床常用的检查方法

(1)指鼻试验和对指试验:方法。患者坐位或立位,肩关节外展90°,伸肘,指示患者用示指尖触及自己的鼻尖或对侧示指的指尖。闭眼情况下不能完成,为感觉性共济失调;无论是闭眼还是睁眼均不能完成,为小脑性共济失调。初时,由于患者的稳定性较差,可让患者在稳定的体位,也就是肩部在完全支撑的体位下进行检查,若患者表现为过分震颤或准确性差,这表明,近端关节缺乏稳定性。待稳定性稍加强,便可变换体位,减少肩部的支撑再进行检查。

(2)跟膝胫试验:患者仰卧位,抬起一侧下肢,将足跟放在对侧下肢的髌骨上,再沿着胫骨前缘向下移动。感觉性失调障碍的患者,表现为足跟难以找到膝盖。

(3)闭目难立征(Romberg征):双足并立站立,双足足跟碰足尖站立或单足交替支撑站立。伴感觉障碍的患者,表现出站立不稳和震颤明显加重。

(4)肢体放置:治疗师让患者将双上肢前屈90°并保持,或让患者将膝伸展并保持。

(5)旋前旋后试验:患者坐位,双手放在大腿上,指示患者快速旋转前臂。小脑性失调患者表现出协调性、准确性差。

3.上下肢协调性测试的方法

(1)一定时间内连续完成某一单纯动作的次数或完成一定次数所需时间。①上肢:按动计数器,计30s内所按动的次数,或计按动20次所需时间;1min内能抓取盒中玻璃球数或抓取10个所需时间;1min内在穿孔板上能竖起小棒数目(总数10根)或立起10个小棒所需时间。②下肢：闭眼，足尖靠拢能站立的时间；睁眼，单脚能站立的时间；睁眼，步行10m的时间(前进、后退、横行)；闭眼，步行5m的时间(前进、后退、横行)。

(2)观察进行复杂动作时的失误次数或完成动作的方法。①上肢：在复杂的图形上用铅笔在其空隙中画线；反复做对患者来说是复杂的动作，观察其正确度；高高垒起积木。②下肢：以50~100cm距离立起瓶子，令绕瓶子步行，计算被碰倒的瓶数；在宽为20cm的步行线内，睁眼步行，计算足出线的次数。

4.躯干下肢协调性障碍的评定　　这是上田平衡反应试验，此平衡反应试验也可用于躯干下肢协调性障碍的评价(表4-13)。

表4-13　上田协调平衡反应试验

项　　目	1分(分数)	只供参考不判分
翻身	能	能或不能抓住某固定物
坐起	能	能或不能抓住某固定物
保持坐位	稳定	不能或一推即不稳
保持手膝位	稳定	一推即不稳
手膝位	做以下动作	不能
举起患侧手	3s以上能	不能或3s以下能
抬起患侧足	3s以上能	不能或3s以下能
举起健侧手	3s以上能	不能或3s以下能
抬起健侧足	3s以上能	不能或3s以下能
抬起患侧手及患侧足	3s以上能	不能或3s以下能
抬起患侧手及健侧足	3s以上能	不能或3s以下能
抬起健侧手及患侧足	3s以上能	不能或3s以下能
抬起健侧手及健侧足	3s以上能	不能或3s以下能
由椅坐位起立	能	能或不能抓住某固定物
取跪立位	能	能或不能抓住某固定物
保持跪立位	稳定	不能或一推即不稳
膝行	能	能或不能抓住某固定物

（续　表）

项　　目		1分(分数)	只供参考不判分
跪立位 将一侧膝抬起	患肢	能	能或不能抓住某固定物
	健肢	能	能或不能抓住某固定物
保持一侧跪位	患肢	稳定	不能或一推即不稳
	健肢	稳定	不能或一推即不稳
由一侧跪位起立	患肢	能	不可
	健肢	能	不可
保持立位		能	不可
单腿站立	患侧	可	不可
	健侧	可	不可
单腿跳	健侧	可	不可
	患侧	可	不可
分数合计			

注：以总分数评定

（四）适应证

以上各种协调性测定办法，常用于神经系统和运动系统伤病患者，尤其是中枢神经系统病损患者需系统地进行协调的评定。

十、日常生活活动能力和功能独立性评定

日常生活活动(activity of daily living, ADL)是指人们为维持独立生活而每天所必须反复进行的、最基本的一系列身体动作，即进行衣、食、住、行、个人卫生等的基本活动。日常生活活动能力评定是康复的重要组成部分。

日常生活活动能力是一种综合能力，它对于每个人都是非常重要的，在正常人这种能力是极为普通，无须作任何特殊努力即可具备的，但对于患者则往往需要经过反复、甚至艰苦的训练才有可能获得。患者由于

ADL不能自理或大部分不能自理,给生活带来了极大的不便和痛苦,并可造成心理压抑,丧失自尊心,产生对他人的依赖,直接影响其生活质量。

(一)日常生活活动能力评定的分级

日常生活活动能力的分级,就是对患者的独立生活能力,功能残损状况定出度量标准,它是评价患者日常生活基本功能的定量及定性的指标。不同的级别能够可靠地表明不同的功能水平及残疾程度。而级别的变化又可以敏感地反映功能的改善或退化,表明治疗效果。判断标准是以患者的自理程度为中心,结合动作完成的质量、速度、安全性、持久性等因素,以及环境条件、辅助器具应用等情况进行分级的。常用的分级标准有:

三级评定(完全自理、部分需人帮助、完全需人帮助);四级评定(正常、少部分需人帮助、大部分需人帮助、完全需人帮助);五级评定(完全自理、需人监督、需人帮助、需人搬动、不能活动)。

日常生活活动能力分级的组织和设计方式有许多种,以下介绍几种分级法。

1.**修改的巴氏指数分级法**　巴氏(Barthel)指数分级法是1965年美国Barthel提出的,较为常用。1987年进行了修订,为修订的Barthel指数(modified barthel index,MBI)见表4-14。

表4-14　巴氏ADL指数

项　　目	分　　类	评分(分数)
大便	失禁	0
	偶尔失禁(每周<1次)	5
	能控制	10
小便	失禁	0
	偶尔失禁(每24小时<1次,每周>1次)	5
	控制	10
修饰	需帮助	0
	独立洗脸、梳头、刷牙、剃须	5
如厕	依赖别人	0
	需部分帮助	5

（续　表）

项　　目	分　　类	评分(分数)
进食	自理	10
	依赖别人	0
	需部分帮助(切面包、抹黄油)*	5
	全面自理	10
转移(床←→椅)	完全依赖别人,不能坐	0
	需大量帮助(2人),能坐	5
	需少量帮助(1人)或指导	10
	自理	15
活动(步行)	不能动	0
	在轮椅上独立行动	5
	需1人帮助步行(体力或语言指导)	10
	独立步行(可用辅助器具)	15
穿衣	依赖	0
	需一半帮助	5
	自理(系解纽扣,关、开拉锁和穿鞋等)	10
上楼梯	不能	0
	需帮助(体力或语言指导)	5
	自理	10
洗澡	依赖	0
	自理	5

＊相当于夹菜、盛饭

　　评出分数后,可按以下标准评定其ADL能力缺陷程度:

　　0～20分=极严重功能缺陷;25～45分=严重功能缺陷;50～70分=中度功能缺陷;75～95分=轻度功能缺陷;100分=ADL自理。

　　Barthel分级是通过对进食、洗澡、修饰、穿衣、控制大便、控制小便、如厕、床椅转移、平地行走及上下楼10项日常生活活动的独立程度打分的方法来区分等级的。记分为0～100分。100分表示患者基本的日常生活活动能力良好,不需他人帮助,能够控制大小便,能自己进食、穿衣、床椅转移、洗澡、行走到至少一个街区,可以上下楼。0分表示功能很差,没有独立能力,全部日常生活皆需帮助。

　　Barthel指数分级是测定ADL的有效方法,可以敏感的反映出病情的变化即功能的进展,适于做疗效观察及预后判定的手段。

2.功能独立性评定

功能独立性评定(functional independence measure,FIM)是1983年美国物理医学与康复医学会提出的医学康复统一数据系统中的重要内容,它不仅评定了躯体功能,而且还评定了言语、认知和社会功能。已经在美国等多国应用,我国亦在应用中。

(1)FIM的评定内容:FIM的评定内容(参见第2章二、)。评分采用7分制。

(2)FIM的评分标准:FIM的评分采用7分制,其功能等级和评分标准如表4-15。

表4-15 FIM中的功能水平及评分标准

状　态	功　　　　能	评分
独立	活动中不需另一人给予帮助(无帮助者)	
完全独立	构成活动的所有作业均能规范地、安全地完成,不需辅助设备或用品,并在合理的时间内完成	7
有条件的独立	具有一个或多个下述的情况:活动中需要辅助设备;活动需要比正常长的时间,或有安全方面的顾虑	6
依赖	为了进行活动,患者需由另一个人给予监护或身体上的帮助,或者是不能进行活动	
有条件的依赖	患者自己付出50%或更多的努力,他所需的辅助水平如下:	
监护或准备	患者所需的帮助不多于备用(紧急时用)、提示或哄劝,帮助者与患者没有身体接触,或者帮助者仅仅需帮他准备必须用品,或帮他戴上矫形器	5
最小量的接触身体的辅助	患者所需的帮助不多于轻触,他自己能付出75%或更多的努力	4
中度的辅助	患者所需的帮助超出轻触或他付出的努力仅为50%~75%	3
完全依赖	患者付出的努力≤25%,需要最大量的和完全的辅助或者活动根本就不能进行,需辅助的水平又分为:	
最大量的帮助	患者付出的努力<50%,但至少有25%	2
完全辅助	患者付出的努力<25%	1

(3)FIM的功能独立分级:FIM评分最少为18分,最高为126分,根据评分情况,可作如下分级①126分为完全独立;②108~125分为基本上独立;③90~107分为极轻度依赖或有条件的独立;④72~89分为轻度依赖;⑤54~71分为中度依赖;⑥36~53分为重度依赖;⑦19~35分为极重度依赖;⑧18分为完全依赖。

前两级可列为独立;最后3级可列为完全依赖;中间3级可列为有条件的依赖。

(二)日常生活活动能力的评定方法

日常生活活动能力的评定不像关节活动度和肌力等检查,后者仅仅牵涉到解剖学和功能解剖学方面纯医学范畴的检测,ADL评定方法是对患者综合能力的评定,在评定前,应了解患者其身体功能方面的因素,如肌力、关节活动度、协调性,感觉和平衡等,以确定患者ADL残存的能力和不足,以及是否需要专门的设备辅助,另外,还应评定其感知和认知功能,以了解其学习ADL的能力(如脑卒中患者)。评定结果有可能受环境和主观意念及其他社会心理因素影响,在评定时应对这些因素给予充分的考虑,由于每一项ADL均由一系列动作组成,评定时必须找出影响该项活动完成的具体环节,并加以分析。

日常生活活动能力的评定方法包括评定的客观观察和记录两部分。

1.评定方法

(1)直接观察法:就是由评定者亲自观察患者进行具体ADL活动。评定时由评定者向患者发出动作指令,嘱其依指令去做,根据其实际动作能力进行评定及记录,最好能在患者通常进行这些活动的环境和时间里作评定,如评定进食在患者吃饭时间进行,还可将每一项日常生活活动分解成一系列简单的基本动作,按步骤完成进行评定,若因某种原因(如肌力弱或运动协调性低下)不能达到要求可采用相应的补偿方法,如矫形器、自助具或针对其原因进行相应训练后完成。对于能直接观察的动作不要只是采取询问的方式,了解能做什么不能做什么及完成的程度,而要做到客观观察,避免主观,以确保评价结果的准确可靠。

(2)间接评估法:指对一些不便直接观察的项目,通过询问的方式进行了解和评定,如穿脱紧身衣裤,控制大小便等。

(3)日常生活评定室:在有条件的医院、诊所及康复训练机构,ADL室既是进行评定的场所,又是直接开展ADL训练的训练室。因此,房间设置应尽量接近实际生活环境,如有盥洗室、厕所,并备有部分相应的生活用具,如床、椅、水龙头等合理摆放,便于患者操作使用。

2.评定记录　对ADL测定结果必须做出客观的记录。记录要简明可靠,为了评定康复疗效及功能进展情况,应在记录中注明评定日期及评定者姓名,以便在不同时期进行比较。

以表格形式记录简便而实用,可以根据确定的ADL分级法自行设计记录表格,将评定结果记录下来。

十一、残疾评定

残疾是指因外伤、疾病、发育缺陷或精神因素造成明显的身心功能障碍,以至不同程度的丧失正常生活、工作和学习的一种状态。据世界卫生组织统计,当前全世界残疾人口占总人口的10%左右,80%在发展中国家,我国有13亿人口,残疾人口约为8500万。

(一)国际残疾分级

1.国际残损、残疾、残障分类　1980年《国际残疾分类》(international classification of impairments,disabilities and handicaps,ICIDH)将残疾划分为三个独立的类别,即残损、残疾(失能)、残障。

(1)残损(impairment):又称"结构功能缺损",是指身体结构和功能

(生理、心理)有一定程度缺损,身体、精神和智力活动受到不同程度的限制,对独立生活、工作和学习有一定程度的影响,但个人生活仍能自理,其影响处在组织器官水平上,是生物器官系统水平上的残疾。

(2)残疾(disability):又称"个体能力障碍""残弱""失能",是指由于身体结构和功能缺损严重,身体、精神和智力活动明显障碍,以致患者个人不能以正常的方式和范围独立进行日常生活活动。其影响在个体水平上,造成个体活动能力低下,是个体水平上的残疾。

(3)残障(handicap):又称"社会能力障碍",是指由于形态功能缺损和个体生活能力障碍严重,极大影响生活、学习和工作,限制了患者参与社会生活的活动,造成了社会生活能力障碍,是社会水平的残疾。

2.国际功能分类　　ICIDH分类方法在实际工作中广泛应用,将残疾对患者的影响归类于组织器官、个体及社会三个不同层面。三者从总体上是一个由浅入深逐渐加重的线性关系,但实际上残疾的发生、发展并不如此简单,也不仅为线性关系。为此,1993年起又着手改进建立新的残疾分类标准,即"国际残损、活动和参与分类"(international classification of impairments,activities and participation,简称 ICIDH-2),此分类系统有残损(impairment)、活动(activity)和参与 (participation)3个维度,并且加入了环境性因素和个人因素。这是一种综合性的有关残疾的分类系统,它们主要描述三种健康状态,即从身体、个体和社会三个层次分析与疾病、失调、损伤和其他健康问题所具有的功能状态。这个分类方法不仅适用于残疾人,也适用于其他人士,任何人都有可能有残疾的经历(残疾状态),残疾性是所有人类的经历,而不是区别一类人与另一类人的标志。

至2001年5月第54届世界卫生组织(WHO)大会正式签署并颁布了 "国际功能、残疾和健康分类"简称"国际功能分类"(international classification of functioning,disability and health,ICF)。ICF表明健康和残疾均属于人体的生活状况,只不过处于不同的功能水平。如果一个人的身体、活动和参与各种功能都正常，即为健康。反之这三种因素任何一项不正常即为残疾。残疾可表现为人体结构功能缺损、活动受限或参与局限，而且所谓功能应是一个包括所有的身体、活动和参与能力状况的总称。

"功能""健康"和"残疾"三种情况实际上是三项相互独立又彼此关联的因素。在患者身上既可同时存在，又可互有转化，因此在临床康复工作中，我们应从功能的角度，即从损伤、活动和参与三个不同的水平综合考虑问题和处理患者。

患者残疾的背景性因素(个人情况及社会环境)对患者的健康和残疾情况起着重要的互动作用，比如一名截瘫患者丧失了自主站立、行走功能，难以自理生活，也不能参与社会活动。但经过康复训练，佩戴矫形器或操纵轮椅，患者可以独立行走、生活自理，而且社会上建设了无障碍设施，患者通行无障碍，因此他又可以参与社会活动，和健康人一样生活了。反之，如果同一患者，没有进行这些康复治疗，则此患者则难以生活自理，也不能参与社会活动。由此看出背景因素在患者的康复或残疾水平中有着重要的作用。因此，从改变背景因素入手，康复医学可以克服残疾，提高患者的功能、健康水平。

（二）我国肢体残疾分级

我国2006年全国残疾人抽样调查将残疾人分为六类，即视力残疾、听力残疾、语言残疾、智力残疾、精神残疾、肢体残疾，另外还有多重残疾。其中肢体残疾的分类如下(1987年标准)。

1.一级

(1)四肢瘫痪，完全性截瘫，双髋关节无自主活动能力，偏瘫，单侧肢体功能全部丧失。

(2)四肢在不同部位截肢或先天性缺肢，单全臂(或全腿)和双小腿(或单臂)截肢或缺肢，双上臂和单大腿(或小腿)截肢或缺肢，双全臂(或双全腿)截肢或缺肢。

(3)双上肢功能极重障碍,三肢功能重度障碍。

2.二级

(1)偏瘫或截瘫,残肢仅保留少许功能。

(2)双上肢(上臂或前臂)或双大腿截肢或缺肢,单全腿(或全臂)和单上臂(或大腿)截肢或缺肢,三肢在不同部位截肢或缺肢。

(3)两肢功能重度障碍,三肢功能中度障碍。

3.三级

(1)双小腿截肢或缺肢,单肢在前臂,大腿及其上部截肢或缺肢。

(2)一肢功能重度障碍,两肢功能中度障碍。

(3)双拇指伴有示指(或中指)缺损。

4.四级

(1)单小腿截肢或缺肢。

(2)一肢功能中度障碍,两肢功能轻度障碍。

(3)脊椎(包括颈椎)强直,驼背畸形>70°,脊椎侧凸>45°。

(4)双下肢不等长,差距>5cm。

(5)单侧拇指伴有示指(或中指)缺损,单侧保留拇指,其余四指截除或缺损。

5.不属于肢体残疾的情况 以下情况不属于肢体残疾范围:

(1)保留拇指和示指(或中指)而失去另外三指者。

(2)保留足跟而失去足的前半部者。

(3)双下肢不等长,差距<5cm者。

(4)<70°的驼背或<45°的脊柱侧弯。

6.肢体残疾者的整体功能评定 对一个肢残者从整体上看,以其实现日常生活活动(ADL)的不同能力来评价其功能情况。本处ADL包括8项:即端坐、站立、行走、穿衣、洗漱、进餐、大小便、写字。能实现1项算1分,实现有困难的算0.5分,不能实现的算0分,据此划分为四个等级(表4-16)。

表4-16　肢体残疾者整体功能的分级

级别	程　　度	记分
一级	完全不能实现 ADL	0～2
二级	基本上不能实现 ADL	3～4
三级	能够部分实现 ADL	5～6
四级	基本上能够全部实现 ADL	7～8

第5章

偏瘫康复训练常用器材

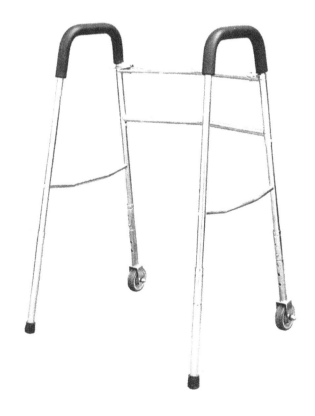

在开展偏瘫康复训练工作时,常常需要应用某些器材,进行训练工作,现将常用的器材作以简单介绍:

1.**肋木**　是靠墙壁安装的、具有一组横杆的框架(图5-1)。

肋木多为木制。训练时患者位于肋木前,双手抓握肋木或把身体固定于肋木上进行训练,主要用于:

(1)矫正异常姿势,防止异常姿势的进展,如用于偏瘫、脊柱侧弯、帕金森病等姿势不良的患者。

(2)患者抓住肋木进行身体上下活动,利用体重进行肌力及耐力增强训练。

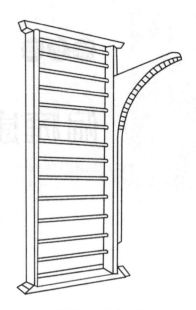

图5-1　肋木

(3)关节活动度受限的患者可利用肋木做增大关节活动度训练,如患者可做上肢逐渐上升或下降抓握肋木训练,来增大关节活动。利用肋木固定身体,做肢体摆动活动、下蹲活动等。

2.**训练床(台)**　是供患者坐、卧其上进行各种康复训练的床(类似一张双人床,图5-2)长为180~200cm、宽为120~160cm、高为45cm。

训练床主要用于:

(1)患者的卧位、坐位动作训练,如偏瘫等四肢活动障碍的患者可在床上做翻身、坐起、左右及前后移动、爬行、床至轮椅之间的转移等

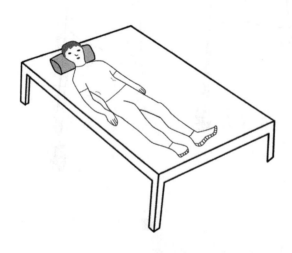

图5-2　训练床

训练。

(2)进行坐位及手膝位的平衡训练。

(3)在训练床上对患者进行1对1的被动徒手训练。

(4)训练台可以放于悬吊架下与悬吊架配合应用。

3.**悬吊架**   多为天井式万能牵引器。它是一个金属网状框架,悬吊固定于墙边,人可以在悬网下进行训练(图5-3)。

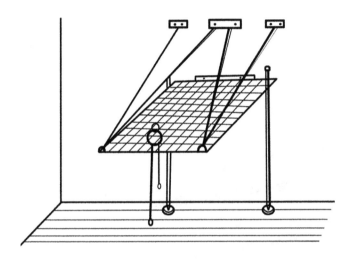

图5-3   悬吊架

训练时可将挂钩、滑轮挂于网上,同时挂上可以滑动的绳索,将肢体悬吊起来,消除重力影响,通过改变躯体位置达到训练不同肢体关节的目的。

(1)用于肌力增强训练,如肢体肌力MMT2级时可把肢体悬吊起来,去除重力影响,而进行水平方向的训练活动,当患者肌力在MMT4～5级时,可于绳索上悬挂重物,增加阻力,做肢体的抗阻力运动训练。

(2)用于进行增大关节活动度训练,训练时可利用调节悬挂重锤的重量来牵张关节周围的挛缩组织。

(3)进行调整、松弛训练,用悬吊带、悬吊弹簧把患者全身悬吊起来,可做松弛训练。

4.**运动垫**　又称体操垫，是铺在地上，供患者坐卧其上进行多种康复训练的垫子。运动垫和训练床在用法上有许多相似之处，可以在一定程度上互相替代使用(图5-4)。

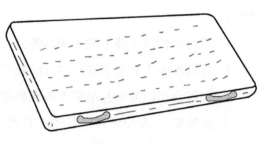

图5-4　运动垫

运动垫可用于：

(1)患者卧位、坐位动作训练，如用于偏瘫、小儿脑瘫、截瘫、关节疾病等四肢活动不便的患者的坐、卧位动作训练。

(2)坐位、手膝位的平衡功能训练，爬行训练。

(3)做训练辅助器材，如可与肋木配合使用，做跌倒的防护垫等。

5.**体操棒**　做上肢训练用，患者可操棒做体操活动、训练关节活动度，和身体柔韧性等(图5-5)。

6.**单轮固定脚踏车或功率自行车**　是位置固定的踏车，患者可骑此车做下肢功能训练，在训练时可以调整增加阻力负荷，也可以记录里程(图5-6)。

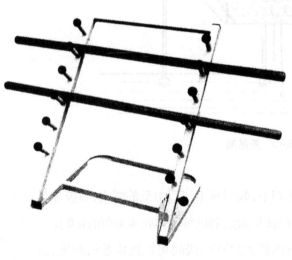

图5-5　体操棒

此踏车可用于：

(1)训练患者下肢的关节活动。

(2)增强下肢肌力。

(3)提高身体平衡能力。

(4)增加心肺功能。

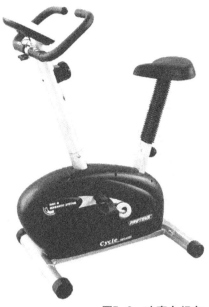

图5-6 功率自行车

(5)健身,提高身体整体功能。

7.姿势矫正镜(姿势镜) 是供患者对身体异常姿势进行矫正训练的大镜子,可以映照全身。有的固定在墙壁上,有的带有脚轮可以移动,应用时可放于平行杠前后或肋木前后,配合训练使用(图5-7)。

用途在于:

(1)为异常姿势患者提供镜像反馈,由患者配合训练,自己观察步态、姿势等异常情况,主动加以纠正。

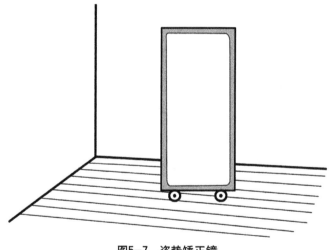

图5-7 姿势矫正镜

(2)配合控制不随意运动,提高平衡能力训练时使用。

(3)帮助面部神经麻痹患者进行表情肌训练。

8.训练球 又称巴氏球,是充气或实心的大直径圆球,用法较多,尤在偏瘫及小儿脑瘫患儿功能训练时应用为多(图5-8)。

训练球主要用于:

(1)肌肉松弛训练,偏瘫患者可用患侧上肢推动球体前后移动,进行操球训练,克服患肢的屈曲痉挛。脑瘫患儿趴于球上,治疗师轻轻摇动球体,可以降低患儿的肌张力,缓解痉挛,从而有利于患儿加强随意运动。

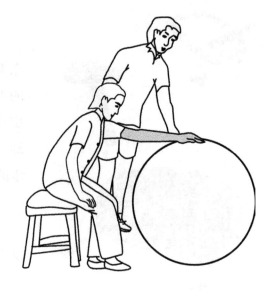

图5-8 训练球

(2)用于平衡训练,脑瘫患儿趴于球上,双手前伸,治疗师双手握住患儿小腿,同时轻轻滚动球体,刺激并训练患儿不断调整躯干、头及四肢的平衡,以加强平衡功能。

(3)综合基本动作训练,患儿趴于球上训练可以促进抬头控制、躯干的挺伸、刺激躯干旋转,改善躯干和上肢的伸展动作和综合动作反应能力。

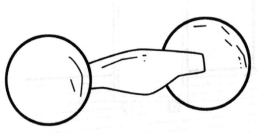

图5-9 哑铃

9.哑铃 由1～10kg若干个重量不等的哑铃构成一个哑铃组,供实际训练中选择应用,可进行肌力增强训练(图5-9)。

10.沙袋 训练用沙袋是装有铁砂的、具有固定重量的条形袋子(图5-10),两端带有尼龙搭扣,可固定于肢体上作为负荷供患者进

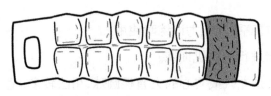

图5-10 沙袋

行增强肌肉力量的训练,沙袋系列一般为0.5kg、1kg、1.5kg、2kg、2.5kg、3kg、4kg。

11.平行杠 是供患者在进行站立、步行等训练时,用手扶住以支撑体重的康复训练器械,类似于学生体育运动时应用的双杠,但较矮,可根据训练需要调节杠的高低和宽度(图5-11)。

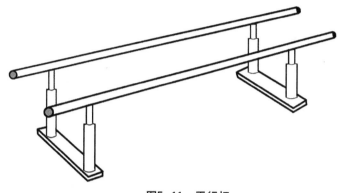

图5-11 平行杠

用途在于:

(1)站立训练:帮助已完成坐位平衡训练的偏瘫患者,继续训练立位平衡和直立感觉,提高站立功能。

(2)步行训练:用于所有步行功能障碍者,患者练习步行时,手扶木杠,可以帮助下肢支撑体重,保证身体稳定性,或减轻下肢负重。在患者拄拐杖步行的初期,为防止跌倒,可以让患者先通过平行杠练习行走。

(3)肌力训练:利用平行杠做身体上举运动,可以训练拄拐杖步行所需要的背阔肌、上肢伸肌肌力。也可用于步行所需臀中肌、腰方肌肌力的训练。

(4)关节活动度训练:患者用健足登在10cm高的台上,手握住平行杠,前后左右摆动患侧下肢,做保持或增大髋关节活动度的训练。

(5)训练辅助:与平衡板、内收矫正板、内翻矫正板、外翻矫正板等配合使用,在相应的训练中起辅助作用。

12.助行架(器)　含有四条立柱的框架,带有扶手,患者可把持此助行架,稳定身体,练习行走。有的助行架由轻便的铝合金制成,可折叠,便于携带(图5-12)。也有的助行架前脚装有轮子,可推动前进,后脚装有橡皮垫,可起安全保护作用,以免速度过快,地面太滑,造成跌倒,各种带轮子的助行架又叫学步车。

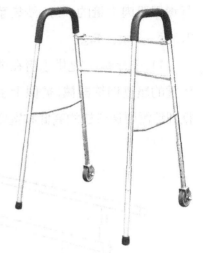

图5-12　助行架

13.阶梯　是训练患者步行功能的多级台阶装置,类似楼梯。阶梯的每阶高度可根据患者步行功能的不同而加以选择,高度一般在8~20cm之间。阶梯两侧装有扶手,以供患者扶持(图5-13)。

阶梯主要用于训练患者的步行能力,患者把持阶梯扶手或挂拐可进行上下台阶的站立及步行训练。

14.训练用倾斜床　又称起立床、倾斜台。是一张电动或手动的平板床,患者卧于床上,固定好身体,启动开关,患者可由平卧位逐步转动立起,达到站立位,倾斜床可固定于0°~90°之间的任一倾斜位置(图5-14)。

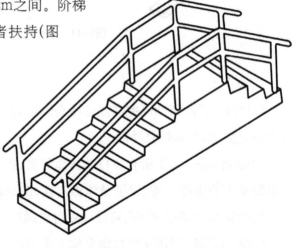

图5-13　阶梯

倾斜床用途在于:

(1)站立训练:对刚刚开始恢复立起训练的重症患者如偏瘫患者,利用倾斜床做渐进适应性站立训练。这些患者经过长期卧床之后，不能从卧坐位一下子突变到站立位，需要首先用倾斜床开始适宜角度的斜位站立训练，通过逐步增大倾斜角度，使患者的身体功能逐渐适应重心的升高，同时还可以防止直立性低血压反应的发生。

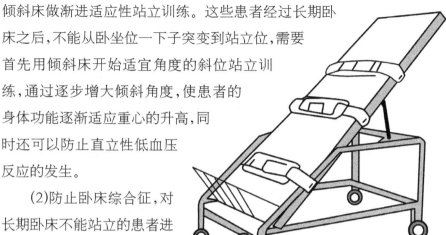

(2)防止卧床综合征，对长期卧床不能站立的患者进行斜床站立训练，可以预防因为不能站立行走而发生的并发症(又称卧床综合征、制动综合征或失用综合征)，如骨质疏松、关节挛缩、肢体畸形、深静脉血栓形成、心肺功能低下等。

图5-14　倾斜床

15.治疗师坐凳　又称PT凳，是治疗师在训练患者时坐的凳子(图5-15)，高度与训练台相适应(约35cm)，凳下有万向轮，可以向各个方向灵活移动，以适应治疗师在辅助训练患者时应用，如治疗师面对患者坐于其前方凳上，手扶患者膝部或骨盆，辅助患者做向前步行训练，这时治疗师坐凳自然后退以配合训练的进行。

16.平衡板　是一块结实的平板，平板下一面固定于半圆底坐上，患者站或坐于平板上主动晃动，用以训练患

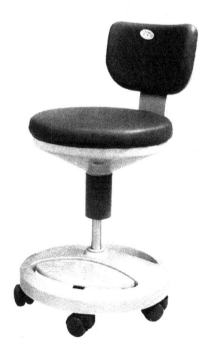

图5-15　治疗师坐凳

者的平衡功能(图5—16)。平衡
功能有障碍的患者(如偏瘫、
脑瘫患者)可坐位或站于平衡
板上,被动晃动平衡板,患者努
力保持重心位置,不致倾倒,达
到训练掌握平衡能力的目的。

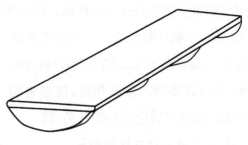

图5—16 平衡板

平衡板可以由患者独自一人使
用,也可以由治疗师和患者二
人使用,治疗师可以保护患者
并在训练中加以指导。平衡板
常与平行杠配合使用,平行杠
起辅助支撑和防护的作用。

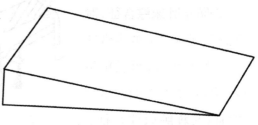

　　17.踝关节矫正板 是不
同角度的楔形木板(图5—17),

图5—17 踝关节矫正板

也有可调节角度的金属板,根据需要变换角度。对踝关节挛缩变形的患
者,如马蹄足、内翻足、外翻足,可在固定患者站立位后足下放置矫正
板,来逐渐纠正畸形,使脚放平,如纠正内翻足,矫正板由足底外侧放入,
内低外高;如矫正外翻足,矫正板由足底内侧放入,外低内高;如矫正马蹄
足,矫正板由足底足尖侧放入,足跟低足尖高。

　　18.实用步行训练装置 是一套以训练下肢实用步行动作为主的器
械,该器械是一组木箱,也可为其他材料(图5—18)。

这些木箱体具有不
同的形状,模拟在实际步
行中可能遇到的斜面、
台阶以及不同的障碍物,
根据训练的需要这些木
箱可以做不同的组合。

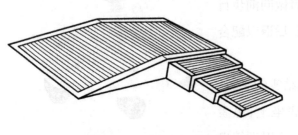

图5—18 实用步行训练装置

这组步行训练装置的用途在于：

(1)步行训练：可对患者进行实用步行动作训练，包括上下斜坡、上下台阶、跨沟等。大小台阶(木箱)按顺序放置在平行杠之间，也可以做初步的阶梯步行训练。

(2)综合基本动作训练：使用轮椅的患者可以在此装置上训练驱动轮椅上下斜坡、上下台阶的功能。

(3)训练患者的关节活动度和肌力：把小台阶箱放置在平行杠之间，让患者踩着台阶上下，使身体抬起或落下，从而可以训练躯干肌和下肢的肌力；如果用健足站在小台阶上，手扶平行杠，前后方向摆动患侧下肢，则可以做髋关节活动度的训练。

19.跑台　又称活动平板，用于行走及跑步运动训练(图5-19)。常用的跑台有两种，一种是运动训练用的跑台，器材本身无动力，靠患者在跑台上行走的动力使胶皮带滚动，跑台皮带滚动速度与患者的运动速度和能力成正比，从而可以训练患者行走速度和耐力。而临床上常用的另一种跑台是电动的，既可用于行走运动训练，又可进行某些方面的行走功能评定。电动跑台能够变换(设定)步行速度和倾斜度，从而可设定对患

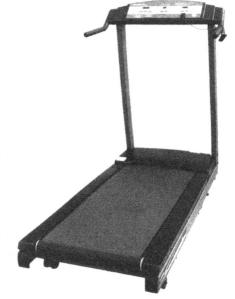

图5-19　跑台

者训练的运动负荷量，可以用来训练患者步行能力、矫正步态、提高耐力等。在训练同时，也可以得到机器显示的数据，从而达到评定的目的。

20.砂磨板　是一个桌子样的台子，有倾斜的桌面，上面放有木盘样的磨具(图5-20)。偏瘫患者双手把持磨具，用健肢带动患肢做屈伸活动，

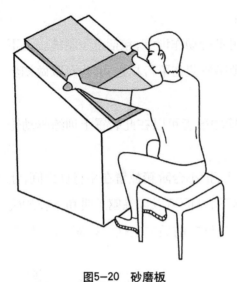

图5-20 砂磨板

使磨具在桌面上往复运动,达到克服患肢屈曲模式,改善患肢粗大动作协调性的目的,患者可坐位训练或立位训练;用于增大患肢关节活动度的训练;还可改换磨具的砂纸,增加摩擦力,通过抗阻运动,提高上肢肌力。

21.木钉板 可用以训练偏瘫患者的手、上肢功能及运动协调性。患者可手持木钉,插入木钉盘的孔中,训练手动作的协调性和手眼之间配合的协调性。木钉两端标有不同颜色,可以指示患者做上肢翻转插入木钉练习。木钉板有大、中、小不同型号,可根据患者手及上肢功能障碍情况加以选用(图5-21)。

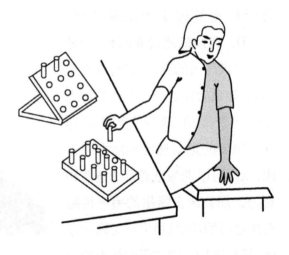

图5-21 木钉板

22.滚桶 是一个可以滚动的软长圆柱体(图5-22)。偏瘫患者可用健肢带动患肢放在桌上的滚桶上,随滚桶滚动做屈伸动作,克服患肢的屈曲畸形,训练上肢粗大运动的协调性以及增强上肢的关节活动度。

23.分指板 分指板(图5-23)用于偏瘫患者手痉挛屈曲的姿势矫正,防止畸形。分指板多为木质(也有轻便型塑料板或三合板制),训练时,把患者手指分别放到分指板之间的指槽内,使5个手指呈伸展位分离状态。

再用固定带把手掌固定,以克服手指屈曲。

　　24.**轮椅、拐杖**　轮椅(图5-24)、拐杖(图5-25)可用于身体移动、站立、行走及日常生活活动训练。

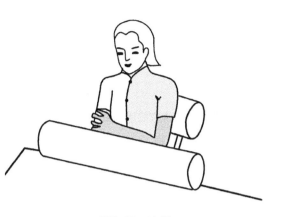

图5-22　滚桶

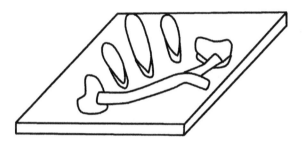

图5-23　分指板

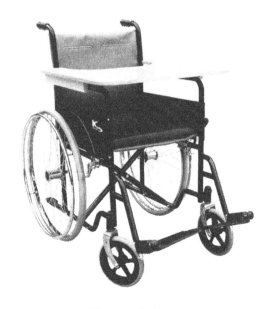

图5-24　轮椅

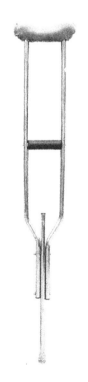

图5-25　拐杖

参 考 文 献

1　缪鸿石.中风病人家庭康复图解.北京:华夏出版社,1991

2　缪鸿石,朱镛连.脑卒中的康复评定与治疗.北京:华夏出版社,1996

3　缪鸿石.康复医学理论与实践.上海:上海科学技术出版社,2000

4　纪树荣.康复疗法学.北京:华夏出版社,2003

5　纪树荣.康复医学.2版.北京:高等教育出版社,2010

6　纪树荣.运动疗法技术学.2版.北京:华夏出版社,2011

7　王瑞华.偏瘫的预防及早期康复.北京:华夏出版社,1997

8　王刚,崔丽华.偏瘫病人家庭康复训练.北京:华夏出版社,1999

9　中华人民共和国卫生部医政司.中国康复医学诊疗规范(上、下册).北京:华夏出版社,
　　1998、1999

10　卓大宏.中国康复医学.2版.北京:华夏出版社,2003

11　周山,王湘庆.脑卒中.北京:中国中医药出版社,2003

视频目录

1．良好肢位的摆放
训练

2．被动活动训练

3．翻身动作训练

4．坐起训练

5．坐位训练

6．爬位、跪位、
爬行、跪行训练

7．站起、站立训练

8．步行训练

9．移乘训练

10. 抑制痉挛训练

11. 针对患侧上肢的
作业训练

12. 感觉刺激方法

13. 日常生活动作
训练

（扫描二维码观看视频）